# どんとこい！認知症
## 重度認知症患者デイケアの挑戦

日本精神神経科診療所協会認知症等高齢化対策委員会 ［編］

創造出版

# はじめに

　わが国では世界に類を見ぬスピードで高齢化が進み、認知症の人の数は増加の一途である。現在は250万人ともいわれ、団塊の世代がすべて65歳以上となる2015（平成27）年には300万人を超すとの予測もある。これらの認知症の人の半数は在宅で暮らしているが、そのうちのおよそ80％に何らかの周辺症状（BPSD；Behavioral and Psychological Symptoms of Dementia：認知症の行動、心理症状）が認められており、この点からみても認知症の人を地域で支える精神科医療の役割は大きいといえるだろう。

　しかし、認知症の人への精神科医療はなお入院中心であり、周辺症状を伴った認知症の人が、できるだけ入院せずに地域での生活を継続していくための精神科医療は不十分と言わざるを得ない。実際に、この間統合失調症の人の入院数が減少するなかで、それを埋め合わすように認知症の人の入院が増加している。現在は統合失調症の人たちの社会的入院が問題視されているが、今後は認知症の人の社会的入院が問題になるであろう。

　認知症の人の入院は、家族がぎりぎりまで介護した結果の入院であり、退院後に自宅に戻ることが容易でない場合が多い。また、退院した認知症の人を受け入れる介護施設も限られている。さらに、精神科医療と介護の連携が十分にとられていない状況もある。認知症に対する精神科医療は、先述したように訪問支援や外来医療など在宅生活を支える機能が十分でなく、認知症の人が退院して、またはできる限り入院をせずに地域で生活を継続していくためには、多くの解決しなければならない課題がある。

　こうした状況のもと、「どんとこい！認知症」と銘打った日精診（日本精神神経科診療所協会）主催の認知症についての講演会・シンポジウムが2007（平成19）年から毎年行われてきた。このたび、それらの成果を1冊の書物にする話が持ち上がり、ここに本書の刊行となった次第である。

本書によって、認知症に関する最先端の知見や予防について、それに認知症とのつきあい方や認知症になってどう生きるかなどについての情報を得ることができるであろう。それとともに伝えたいことは、世間ではあまりなじみではないが、重度認知症患者デイケアという医療サービスの存在意義であった。

　重度認知症患者デイケアについては、本書の中でも触れられているが、ここで簡単に説明しておきたい。重度認知症患者デイケア（"重度"は周辺症状が激しいという意味である）を利用する認知症の人は、著しい周辺症状のために、本人自身が苦しみ、かつ介護する側にも困難をもたらし、より医学的な介入や医療行為が求められる人たちである。それゆえ、重度認知症患者デイケアには厳しい施設基準がある。精神科医の常駐や精神科医療の専門家である看護師、作業療法士、精神保健福祉士、臨床心理士など4種4人が必要であり、精神科専門療法として薬物療法のみならず種々の非薬物療法が行われている。このような重度認知症患者デイケアの充実は、認知症の人の社会的入院を減らすことにつながるであろう。

　しかし、重度認知症患者デイケアに課せられた使命は大きいにもかかわらず、国の施策はこれまで全く逆の方向へ動いていた。平成17年の第79回中央社会保険医療協議会（中医協）において、「‥（重度認知症患者デイケアは）同様のサービスが介護保険においても提供できることを踏まえ、一定の経過期間を設けたうえで、廃止する方向で検討する‥」との考えが示された。それは、平成18年の診療報酬改定で25％に及ぶ大幅なダウンにつながり、重度認知症患者デイケアを閉鎖した診療所もあった。

　著しい周辺症状を持った認知症の人を介護保険でも対応できるなどというのは、まったく現実を無視している。実際には、著しい周辺症状をもった認知症の人は、介護保険施設では支え切れずに多くは入院となる。重ねて述べるが、重度認知症患者デイケアはそういう認知症の人が入院することなく在宅で暮らせるために必要な医療サービスなのである。

　にもかかわらず、重度認知症患者デイケアを実施している精神科医療機関の数が少ないことは、大きな問題である。全国でも180カ所程度しか運

営されていない。認知症医療・認知症福祉の現状をみれば、重度認知症患者デイケアの役割は当面大きくなることはあっても、けっして小さくなることはない。

　私たちの願いは、重度認知症患者デイケアが評価され、数が増えてさらに充実し、そのサービスが必要なところに行き渡って、多くの認知症に苦しむ患者とその家族が、認知症を抱えながら地域で幸せに暮らすことを支える大きな力となることである。

　なお、本書は4回にわたる講座の内容を収録しているため、多少内容が重複している感があり、2007年からの講演であるために若干情報が古くなってしまっている部分があることも否めない。薬剤については、最新の情報を加筆し手を加えた。しかしながら、長年認知症医療に取り組んでこられた学識者の先生方、重度認知症患者デイケアを営んできたわれわれ精神科開業医や多職種の方々、そして認知症患者ご家族等、さまざまな演者から繰り返し語られることのなかにこそ、認知症の人とかかわるためのいくつもの重要な鍵が隠されている。それがなんであるかは、読者の方々に見つけていただきたい。

日精診・認知症等高齢化対策委員会委員長<br>
エスポアール出雲クリニック　髙橋幸男

# 目 次

まえがき　日本精神神経科診療所協会認知症等高齢化対策委員会委員長　高橋幸男　　*i*

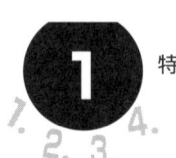

特別講演　**認知症の医療とケア**　*3*
本間　昭　東京都老人総合研究所認知症介入研究グループ参事研究部長
　　　　（現　認知症介護研究・研修東京センター長）

シンポジウム　**重度認知症患者デイケアの挑戦**　*21*

- **1.1**　社会福祉の分野からみた重度認知症患者デイケア　　石倉康次●社会学者　*22*
- **1.2**　父、認知症になる　　大塚龍樹●ご家族　*27*
- **1.3**　デイケアでできること　　星野征光●精神科医　*33*
- **1.4**　作業療法と認知症ケア　　小川敬之●作業療法士　*41*

discussion 1　*50*

特別講演　**認知症の精神科医療の大切さ**　*57*
朝田　隆　筑波大学臨床医学系精神医学教授

シンポジウム　**重度認知症患者デイケアの意義**　*83*

- **2.1**　認知症者へのサイコドラマ　　河口礼子●精神科医　*84*
- **2.2**　もの盗られ妄想と重度認知症患者デイケア　　宋　仁浩●精神科医　*90*
- **2.3**　認知症治療とリハビリの場　　廣澤美佐子●作業療法士　*97*
  - One Point Lecture　デイケアとデイサービス どこがどう違うの？
  　　　　　　　　　　　　　　　　　　　（平川博之）　*104*
- **2.4**　認知症デイケアと母　　児玉涼子●ご家族　*106*
- **2.5**　小山のおうちのデイケア　　野津美晴●看護師　*111*

discussion 2　*126*

目次

特別講演 **認知症への包括的アプローチ** *135*

鳥羽研二　杏林大学医学部附属病院高齢医学教室教授
（現　独立行政法人国立長寿医療研究センター病院長）

シンポジウム　あらためて認知症医療を考える
　　　　　　　－重度認知症患者デイケアを中心に　*155*

**3.1**　精神科クリニックのもの忘れ外来　　岡本典雄●精神科医　*156*
**3.2**　認知症短期集中リハビリテーション　　平川博之●精神科医　*165*
**3.3**　2つの困難事例をとおして　　釜完司郎●精神科医　*173*

discussion 3　*182*

特別講演 **認知症とともに生きる** *187*

高橋幸男　エスポアール出雲クリニック院長

シンポウム　重度認知症患者デイケアと
　　　　　　介護保険サービスとの連携　*215*

**4.1**　認知症デイケアの役割　　康　哲虎●看護師　*216*
**4.2**　生活保護者のデイケア　　奥田　萌●作業療法士　*227*
**4.3**　あらためて重度認知症患者デイケアってなんだ
　　　　　　　　　　　　　　　　　三原伊保子●精神科医　*235*

discussion 4　*242*

重度認知症患者デイケア付設医療機関一覧　*248*
さくいん　*252*

# discussionでの意見と質疑（♣はフロアとの質疑）

認知症のイメージが変わるデイケア（石倉康次）　50
じっと見て考えて動く（小川敬之）　50
１人で悩まないで（大塚龍樹）　50
　　　♣単身者と合併症の問題　51
　　　♣コミュニティのなくなった社会で　52
スタッフの反発を乗り越えて（河口礼子）　126
変わりゆく認知症ケアの現場（宋仁浩）　126
認知症には心のケアが大切です（児玉涼子）　127
認知症はリハビリテーションの対象（廣澤美佐子）　128
デイケアで自分を取り戻していただければ（野津美晴）　128
デイケアは家族が面倒をみられなくなった老人たちを集めて
　　　　　　　　　　管理する場だと思っていた（フロア）　128
認知症の医療や介護の仕組みをわかりやすくしてほしい（フロア）　129
　　　♣認知症をとりまく医療の現実　129
　　　♣短期集中リハ、３カ月の根拠　182
　　　♣若年性アルツハイマー支援は今　182
　　　♣ソーシャルワークがなくなった！　242
　　　♣ピック病患者はどこへ行けばいい？　243
　　　♣せん妄は精神科にしかわからない　244
　　　♣生活習慣病と認知症　245
　　　♣根本治療薬って本当にできるんですか　245
入院する認知症患者（高橋幸男）　246
　　　♣重度認知症患者デイケアの窓口は？　246

どんとこい！認知症
2007.11.18（日）
於　新宿明治安田生命ホール

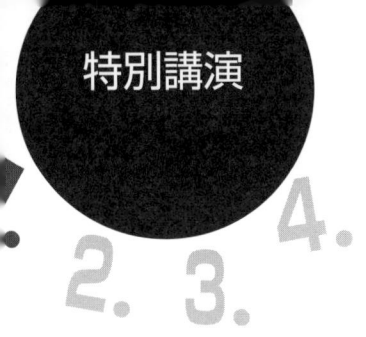

特別講演

本間先生は医師になられた当初から、東京都の高齢者疫学調査に関わられたり、デンマークの州立細胞遺伝・疫学研究所で高齢者の疫学等の研究をされるなど、高齢者、とくに認知症を中心に研鑽を積んでこられました。教科書の編集やご著作もたくさんあり、高齢者ひとすじと申しますか、日本の老年精神医学の指導者と言える方で、私たちの認知症の医療を導いて下さっている先生であります。 　　（高橋幸男）

# 認知症の医療とケア
## 現状と課題

**本間　昭** 東京都老人総合研究所認知症介入研究グループ参事研究部長
　　　　　　　　（現　認知症介護研究・研修東京センター長）

　1906年、アロイス・アルツハイマーという人がこの病気をみつけて、日本でアルツハイマー病が初めて公にとりあげられ論議されるようになったのは1950年代のことで、まだ50年少々しかたっていないわけですが、社会の高齢化に伴い非常に大きな問題になってきています。

　今日は、どうすれば認知症があっても自分の住み慣れたところでその人らしく穏やかに過ごせるのか、そのために自分たちは何をどのようにすればいいのかということについて、考えてみたいと思います。

### 認知症はどのくらい身近な病気なのか

　最近、79歳の男性が東北道で50キロ逆走したという事件がありました。畑から帰るつもりで、通行券をとらないで高速道路に侵入して加速車線でUターンしたらしいんですね。男性は認知症で、3日前に家族が捜索願いを出していました。数年前にも、認知症の疑いがある70歳の男性が車を運転中に死亡事故を起こして書類送検されました。事故当時心身喪失だったとしても、認知症の疑いを知りながら運転していたならば、過失

に当たる可能性があるとされたわけです。この男性は事故の1週間前に認知症の疑いがあると診断され、事故直後の事情聴取になぜここにいるのかわからないと供述したといいます。

さてこういうことがしばしば話題になるわけですが、2009年から、運転免許証を持っておられる方が70歳になると3時間の講習と実地のチェックを含めた適性検査を受けなければいけなくなります。さらに75歳の更新時には、認知症のスクリーニング検査が行われています*。一定の試験を受けていただいて、認知症が疑われるという場合には公安委員会が指定する医療機関を受診して認知症ではありませんという診断書をもらわないと運転免許証が取り消しになることがあるんですね。これは認知症をめぐる大きな社会的状況の変化の1つであると思いますが、いずれにしても認知症がいろんな分野で話題になってきています。

## 要介護認定を受けた人の2人に1人は認知症

では実際どのくらいの認知症の人がいるのでしょうか。全国40カ所以上で行われた調査結果を元に去年（2006年）の段階で計算してみると、75歳以上で増え方が目立っていて、約210万人という数になるんですね。75歳以上の人口は約1,200万人弱ですので、5人に1人が認知症という時代になっているわけです。きわめて身近な病気といっていいと思います。

あともう1つ、認知症者の数え方がありまして、介護保険を利用しようとするときに要介護認定を受けるわけですが、認定を受けた人のおよそ2人に1人（47.2％）は認知症という見方です。今年（2007）の5月の厚生

---

**memo**
*2009年6月1日より、75歳以上のドライバーの免許更新時に「高齢者講習」の前に「講習予備検査」（時間の見当識／手がかり再生／時計描画）を受けることが必要となった。検査により、①記憶力・判断力が低くなっている方　②記憶力・判断力が少し低くなっている方　③記憶力・判断力に心配のない方　の3つの分類で判定が行われる。①でなおかつ一定の期間内に信号無視など政令で定められた違反行為があると専門医の診断を受けなければならない

労働省のホームページでは要介護認定を受けた人の数が440万人ですから、このうち認知症は210万人ちょっとということになります。これは65歳以上ですので、先ほどの75歳以上の210万人とは違いますけれども、そう大きな違いはありません。非常に人数としても多いということになります。

> **認知症の人の数**
>
> 75歳以上の人口1,200万人のうち210万人／およそ5人に1人が認知症

## 適切な医療を受けられている認知症の人はどのくらい？

それでは、適切な診断・治療を受けられている認知症の人がどのくらいいるのでしょうか。これは一番大きな問題ですが、今の状況から考えるとかなり少ない割合ではないかと思います。

たとえもの忘れを自覚しても、自分の意志で医療機関を訪れるということは非常に少ない。つまり医療機関を訪れるタイミングが、ご家族を含め周囲の認知症に対する理解や認識によってしまうということです。「もしかしたら認知症かな」と気づいてくれる家族であれば早く病院につれてってもらえるでしょうし、関係が悪ければ「まあ歳のせいだろう」と、かなり認知症が進むまでほうっておかれてしまうわけです。高血圧や糖尿病など身体の病気であれば、家族も心配して普通は医療機関を受診しますが、認知症はなかなかそういう状況になりにくいのです。

20歳以上の意識調査では、『認知症』という言葉を知っていても、れっきとした病気だと認識している人は2人に1人。あとは、認知症を病気だとは思わず、年齢のせいだとしか認識していなかったとい

> **認知症問題の深刻さ1**
>
> 適切な診断治療を受けられている認知症者はきわめて少ない

> **認知症問題の深刻さ2**
>
> 認知症はれっきとした病気だと認識している割合は
> **45%**
> （首都圏20歳以上1,015人の調査）

う意識調査の結果もあります。したがって、医療機関を受診するという行動にはなかなか結びつかないということになります。

「認知症は病気」だという認識を持つことが、まずいちばんの基本になります。

## 認知症高齢者はどこで生活しているか

2003年に厚生労働省がまとめたところでは、49%、「約2人に1人は在宅」で生活をしているということになります。残りの半分の人たちがなんらかの施設で、「特養18%」「老人保健施設13%」「介護療養型7%」の順。その他にグループホームや有料の老人ホームなどがあります。

## 身近な人の認知症を誰に相談しているか

2002年に首都圏の20歳以上を対象に調べたところ、最初に身近な人の認知症の症状を相談した相手は、配偶者や兄弟姉妹、友人知人が多くなっています。かかりつけ医は4分の1、地域包括支援センターなどの専門的な機関というのはわずか3%です。相談を受けた側の認識や意識、対応によって、その先の方向性は非常に違ってきます。

せっかく家族がお医者さんに相談をしても、やっぱり年齢のせいでかたづけられてしまうことがあります。ちゃん耳をかたむけてくれて適切に対応してくれる先生が7割ほど、否定的で不適切な対応をした先生が3割弱。否定的不適切な対応の例というのを具体的にいくつかあげました。

「歳をとれば誰でもぼける」
「ぼけたって家でみるしかないだろう」
「ぼけは直らないからしかたない」
「ぼけは治療の対象にならない」
「うちでは診ていない」

そういう対応をされてしまうと、それまで非常に長くお世話になっていた先生であればあるほど、専門の先生にみてもらいたいから紹介状を書いてほしいと言い出しにくくなってしまいます。

> 認知症問題の
> 深刻さ3
>
> かかりつけ医に相談しても歳のせいで片付けられてしまうことがある。

## なぜ早く診断できるとよいのか

認知症がなぜ早く診断できればいいのかというと、認知症というのはいろいろな原因で起こる病気の総称ですから、

「原因の病気を見つけて早く治療を始めることができること」

それからもう1つ大切なのは、

「本人に病気の説明をすることができること」

認知症を早い段階で見つけるということは、非常に意味が大きいと思います。

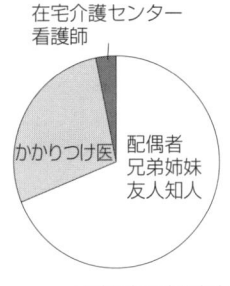

認知症の相談先

### 認知症のいろいろな原因疾患

次頁の図は横浜市総合保健医療センターのもの忘れ外来の約2年間1,053人の初診の診断の内訳です。7割弱がアルツハイマー型で、認知症を起こしてくる一番多い原因になる病気ということになります。2番目が血管性、その他としてレビー小体型認知症、前頭側頭型認知症（ピック病）があって、この4つが65歳以上の認知症の4大原因疾患となります。

さまざまな原因によって認知症が起こってくるわけで、原因を最初の段階で見極めなければいけませ

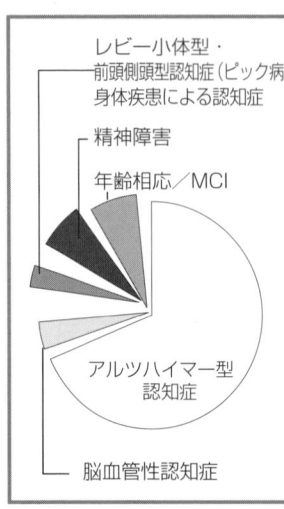

**アルツハイマー型認知症**
最も多い認知症であり、アルツハイマー型認知症への対応が本書での中心となる。中核症状である記憶障害とともにさまざまな周辺症状が出現してくる。

**脳血管性認知症**
脳血管障害、脳出血、脳硬塞などがもとで起こる。急に発症し、歩行障害や手足の麻痺などがみられる。

**レビー小体型認知症**
脳全体にレビー小体といわれる物質が沈着して起こる。認知障害に手のふるえや緩慢な動作、幻視等の症状が現われる。

**前頭側頭型認知症（ピック病）**
脳の前頭葉と側頭葉が萎縮して起こる。人格変化や、うそをついたり、浪費、窃盗などの反社会的行動がみられる。

**横浜市総合保健医療センターもの忘れ外来の診断内訳と4大認知症**

ん。おなかが痛くて病院にいってあなたは腹痛症ですと言われても、原因がわからなければ意味はないのと同じです。原因によって治療方法、ケアの方法というのは違ってくるのです。

〈内科的外科的な治療で治せる認知症〉
　甲状腺機能低下症など身体の病気や、慢性硬膜下血腫といって、頭蓋骨の内側に血の固まりがあるために認知症が起こってくる病気があります。これは外科的な手術でよくなる場合があります。

〈予防できる認知症〉
　65歳以上で脳血管障害を起こした人のおよそ4割に血管性認知症が起こってきます。脳血管障害にならないようにすることが、血管性の認知症の予防になるわけです。

〈進み方を遅らせたり治療ができる認知症〉
　進み方を遅らせることができたり医学的な治療がある程度可能な認知症として、アルツハイマー型のほかに、レビー小体型、前頭側頭型（ピック

病）があります。

### 認知症－最初に気づくのは誰？

　「認知症かもしれない」と最初に気づくのは誰でしょうか。「家族」と答えられる方が多いかもしれません。実際に、家族が気づいて受診させようとしてもなかなか本人がいやがって受診したがらない、自分はぼけてなどいないと言うことが多いわけですから、たしかに家族ということになるのかもしれません。しかし、家族が気づく段階というのは、買い物にいくたびに同じものを買ってきてしまったり、最近どうも味噌汁の味がしょっぱくなった、しまい忘れとか置き忘れが多くなってきた、日常生活上いろいろなことが起こってきた時です。おそらくはもっと前に、いままでの自分とは違うということに本人自身が気づいているはずです。そういう時期に、本人が家族に相談できるかどうかということも問題になるわけです。

　74歳の男性で内科の先生が、1年前から薬の名前が出てこなかったりカルテの記載を忘れるということがあって、アルツハイマー病ではないかと私の外来を受診されました。残念なことにその先生の診断どおりだったんですが、実はこういった例が最近増えてきています。ある病院のもの忘れ外来では、もの忘れが心配だといって1人で受診した人数がこの5年間で約倍になっています。そのうちアルツハイマー病と診断された人の数が約4人に1人だった

> 認知症、最初に気づくのは・・
>
> 実は、本人が一番最初に気がついているはず。
> そのときに相談できるかどうか、本人と家族の知識が大事です。

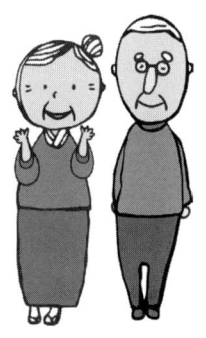

のが、5年後では2人に1人になりました。これには、2000年から始まった介護保険によって認知症の理解が進んだということ、認知症が新聞やテレビで取り上げられる機会が増えたという影響もあるでしょう。

　一般的な医学部の教科書には、古い時代に書かれたことが多いということもあって、アルツハイマー病の特徴として「なかなか自分で病気の自覚をすることができにくい、あるいはできない」とあるんですが、先ほども申し上げたようにアルツハイマー病でもごく始めのころは、やはりご自分で気づかれるということです。

　ということは、自覚のある人が病院を受診するという行動をとるかとらないかというのは、病気自体の特徴ではなく、本人自身の認知症に対する知識、そしてまた家族の意識、周囲の認識の影響というのが非常に大きいということになります。だからこそ家族やかかりつけの医師、ケアスタッフなど地域に期待される役割は、非常に大きなものがあると言えます。

> **アルツハイマー型認知症を適切に治療できれば・・・**
>
> ○軽度の時に治療を始めれば進行速度を50％抑制
> ○介護時間を短縮
> ○周辺症状の出現と遅延
>
> ⬇
>
> 穏やかなその人らしい生活を送ることができる

### 早期発見早期治療が「穏やかな生活」へ

　認知症の早期発見で原因がみつけられれば、将来についての病気の説明をして、「これからあなたはこういうふう経過をたどりますよ」という話ができるということになります。まさに「自己決定の尊重」ですね。

　アルツハイマー型認知症の場合、きちんと最初の段階で治療できれば、「進むスピードを半分に遅らせ、介護時間を短縮することができる」「周辺症状を現れにくくする」ということもできる。さらに、認知症への対応をふまえたケアを受けることができれば、地域での穏やかな生活に結びつくということになります。

# FAST: 日常生活活動における障害からとらえたアルツハイマー病の経過と特徴的な症状

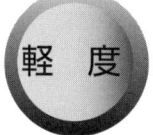

MMSE：19.6 ± 3.9
HDS-R*：19.1 ± 5.0

- 年月日の感覚が不確か《時間の見当識障害》
- 夕食の準備や買い物（必要な材料、支払い）で失敗する

MMSE：14.4 ± 4.1
HDS-R*：15.4 ± 3.7

- 近所以外では迷子になる《場所の見当識障害》
- 買い物を一人でできない
- 季節に合った服、釣り合いの取れた服が選べず、服をそろえるなどの介助が必要となる
- 入浴を忘れることがあるが、自分で体をきちんと洗うことができ、お湯の調節もできる
- 自動車を安全に運転できなくなる
- 大声をあげるなどの感情障害や多動、睡眠障害により、医師による治療的関わりがしばしば必要になる

MMSE：8.7 ± 3.9
HDS-R*：10.7 ± 5.4

- 配偶者や子の顔もわからない《人物の見当識障害》
- 家の中でトイレの場所がわからない
  【着衣に介助が必要】
- 寝巻きの上に普段着を重ね着してしまう
- ボタンをかけられなかったり、ネクタイをきちんと結べない　　　　　　　【入浴に介助が必要】
- お湯の温度や量の調節ができない
- 体をうまく洗えない
- 風呂から出た後、体を拭くことができない
  【トイレに介助が必要】
- きちんと拭くことを忘れる、また済ませたあと服を直せない　【尿・便失禁】【言語機能、語彙の衰退】
- 話し言葉が途切れがちになり、単語、短い文節に限られてくる。さらに進行すると、理解しうる語彙はただ１つの単語となる　　　　【歩行能力の衰退】
- ゆっくりした小刻みの歩行となり、階段の上り下りに介助を必要とする

Reisberg,B.et al.：Special Research Methods for Gerontology.Baywood.,195-231
（1989）より改変
*加藤伸司、長谷川和夫ほか：老年精神医療雑誌　2,1339-1347（1991）

〈アルツハイマーの経過と治療薬の効果〉

　アルツハイマー病の一般的な経過を下図にお示ししました。下にいくほど病気としての重症度というのは強く高くなるわけです。軽い時というのは「同じことを何回も言う、聞く」などの生活上の変化が見られる時期、これでも少し遅いという場合がありますけれども、こういう時期に治療を始めるほうがいいわけですね。

　現在（2011年10月）日本で使用できるアルツハイマー病治療薬は右表の通りですが、この治療薬を服用した場合としなかった場合を比べてみると、右下の図のように経過が分かれていきます。

　それから、認知症の独特なケアで「見守り」というのがあるんですが、これは目をはなすことができないという意味です。この見守り時間を1日あたり90分削減することができるという結果も示されています。

　軽い時期から治療を始めることができれば、そのまま軽い段階の時期を

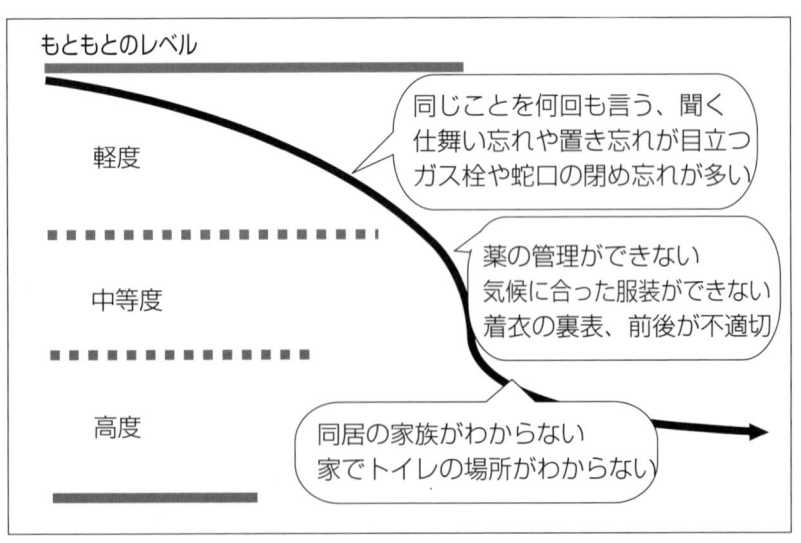

アルツハイマー型認知症の一般的な経過

のばすことができるということになりますので、治療を始めるのは早ければ早いほどいいということがおわかりいただけると思います。

> 早期発見早期治療で見守り時間が
> **90分**
> 減らせます。

---

**（表）現在使用できるアルツハイマー病治療薬（2011.10月）**

アリセプト（一般名　ドネペジル塩酸塩）
　　　特徴　抑うつや自発性低下に対する改善効果　5mgで半減期90時間

レミニール（一般名　ガランタミン臭化水素塩）
　　　作用機序　エステラーゼ阻害
　　　特徴　より長期間の維持効果がある

イクセロン（パッチ）・リバスタッチ（パッチ）（一般名　リバスティグミン）
　　　特徴　ADL維持効果、貼付して使用

メマリー（一般名　メマンチン塩酸塩）
　　　作用機序　NMDA受容体阻害
　　　特徴　興奮・攻撃性を抑制、エステラーゼ阻害薬と併用可

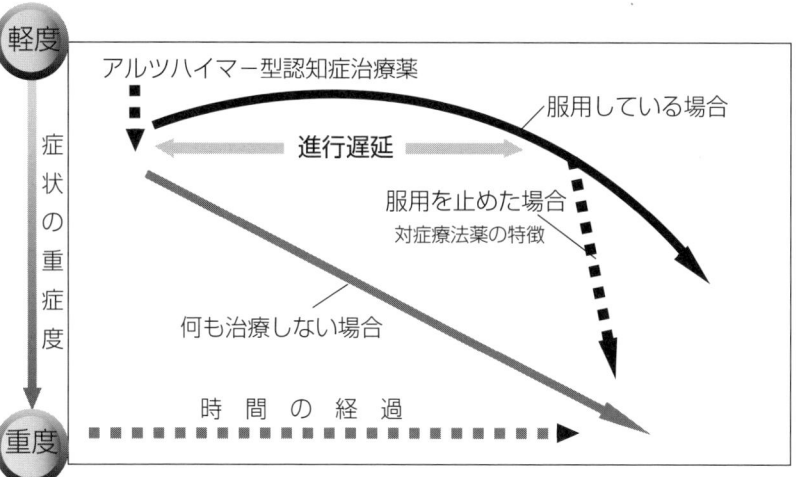

アルツハイマー型認知症に対する治療薬の効果

## 認知症の人たちが地域で自分らしい穏やかな生活を過ごすために

　最後に、どうすれば認知症の人たちが地域で自分らしい穏やかな生活を過ごすことができるのか考えてみたいと思います。

　地域 ── 家族をはじめ、かかりつけの医師やケアスタッフ、行政をひっくるめたすべて ── の認知症に対する意識や認識が変わってくれば、早期発見・診断・治療が可能になるということをお話ししてきたわけですが、もう1つご説明しておかなければいけないことがあります。

### 認知症イコール徘徊はまちがい

　症状を大別すると認知症には「中核症状」と「周辺症状」があります。中核症状は、認知症であるかないか、認知症であったとすれば病気としての重症度が軽いか重いかということを見極める、めやすになる症状です。

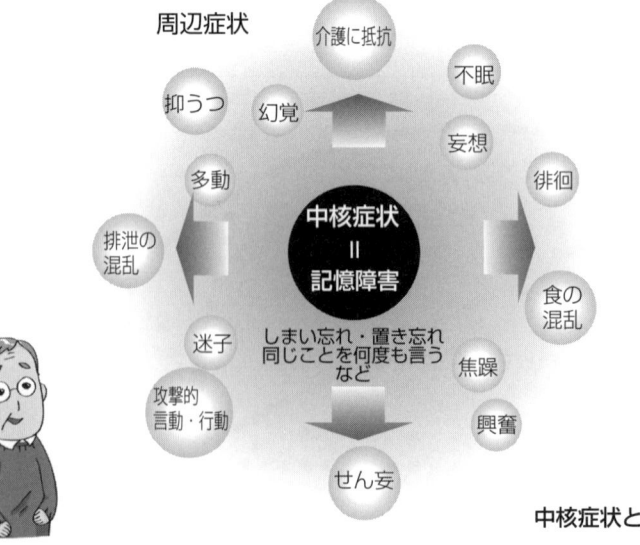

中核症状と周辺症状

アルツハイマー病の場合、中核症状は「記憶障害」、つまりしまい忘れや置き忘れ、同じことを何度も言ったり聞いたりするという症状になります。記憶障害が軽ければアルツハイマー病という病気も軽いし、重ければ重いということになります。

中核症状がもとで表れてくる二次的な症状が周辺症状です。「外出して迷子になる」「自分のしまい忘れとか置き忘れを他人のせいにしてしまう（もの盗られ妄想）」「意味もなく歩き回る」「食物ではないものを口に入れてしまう」「お風呂に入るのをいやがる」「着替えるのをいやがる」など、さまざまな症状が現れてきます。

しかし、周辺症状はかならずしも認知症全てにみられる症状ではありません。認知症で在宅で生活している人たちのなかで徘徊がみられるのは1割ちょっと。症状がない人のほうが9割です。ほかの周辺症状に関しても同じです。一番多い不眠と睡眠障害にしても、30数％という割合でしかありません。

> 認知症の
> 間違った思い込み
> 認知症は・・・
> ❌
> 恍惚の人
> 徘徊・暴力
> なにもわからない
>
> 徘徊は1割に
> 　すぎない！

**認知症をあらためて定義すると・・・**

認知症とはどういう状態かということをあらためて定義すると次のようになります。

「脳や身体の病気によって、記憶力や判断力、計画力などが障害されてふだんの社会生活に支障をきたした状態」

お年寄りだけに起きてくる状態とか、いったん進んでしまったら元にもどらないという条件はふくま

れていないのです。みなさんが少なからず持たれている『認知症イコール徘徊』『認知症イコール恍惚の人』というイメージは誤りであって、全員に徘徊が起こってくるわけではないし、なにもかもわからなくなってしまうわけではありません。症状として出てくる場合があっても、認知症本来の症状というわけではありません。認知症でも、自分の気持ちはやっぱり表すことができるんです。「周りの人の受け止め方次第」ということになります。このことはぜひ確認させていただきたいと思います。

**周辺症状はなぜ起こる？**

それでは周辺症状はなぜ起こるのでしょうか。もちろん、脳の組織の障害がなければ起こってこないのですが、直接的に結びつくわけではなくて、その人の、

「身体の具合」
「心理的な状態」
「おかれている環境やケア」

この３つの要因に、非常に大きく影響を受けるということになります。

ですから、いろいろな周辺症状があったときに、この３つの要因をきちんと見極めて、身体の健康状態のコントロールや、心理的な状態に対する対応、環境やケアの調整することが大切です。そして、この３つの領域をきちんと対応することができると、周辺症状はとても軽くなります。

〈身体的な要因〉

高齢者になると、どうしても食事の時以外の水分がとりにくくなります。のどのかわきも訴えにくくなりますので、脱水をおこしやすくなります。「多少熱っぽい」「少し心不全がある」「薬の飲み合わせに問題がある」ということによっても容易に周辺症状が起きやすくなりますし、薬による副作用は脱水があると非常に簡単に現れやすくなるという特徴があります。

これは一般の高齢者にも言えることですが、認知症の場合は記憶障害のため自分で服薬の管理ができないので、なおさらこういう症状が起きやすくなります。

周辺症状がなんらかの病気によるものであればその治療を行うというのは、もちろん医療の役割ということになります。

まず「健康状態を保つ」、このことがきちんとできているということが、認知症のケアにおける大前提と言えます。

> 認知症ケアを考えるポイント～周辺症状を起こさない　1
>
> ①身体の健康状態を保つ
> 脱水・発熱・薬の飲み合わせ・心不全に注意

〈環境とケアの調整〉

健康状態の管理ができたら、次に環境とケアの問題ということになります。次の2つは、認知症の人に対する対応で一番基本的な、心にとめておくべきことになります。

①記憶障害を感じさせるような状況を減らす

たとえばお年寄りだけで生活されている世帯で、おじいちゃんが軽いアルツハイマー病でおばあちゃんが世話をしているという場合、おじいちゃんが何回も同じことを言うと、おばあちゃんが「さっきも言ったでしょう」「同じことを何回もいわないで」「だから‥」のような言い方をやっぱりしてしまいます。おじいちゃんのほうは忘れてしまうから言うわけで、本人としては初めて話したにも関わらずこういうふうに言われると、もともとの性格によってはおばあちゃんに手が出るということもあるわけです。

> 認知症ケアを考えるポイント～周辺症状を起こさない　2
>
> ①記憶障害を感じさせる状況を減らす
> ②何度も同じことを言うのは病気の症状と理解する

そういうエピソードがあって外来を受診すると、おばあちゃんの訴えとしては「最近うちのおじいちゃんはぼけてきたし、ささいなことで怒りっぽくなってきた、なにかあるとすぐ私に手をあげます」ということになるわけです。でもちゃんと聞くと、おばあちゃんの対応がおじいちゃんの周辺症状を引き起こしていたということになるわけです。

②何度も同じことを言うのは病気の症状と理解する

認知症の人が何回も同じことを言うというのは病気の症状なんだけど、家族からは心配されるのではなく怒られてしまうんです。こういうことが積み重なると、当然具合は悪くなっていきます。少なくともご本人にとって好ましい環境ではありません。

ただ、やはり家族の方に××をしてはいけないと理想的な対応を求めるのは、実行可能性として非常にむずかしいことがあります。それを補うためにいろいろな介護保険などのサービスや重度認知症デイケアなどがありますので上手に利用していただきたいと思います。「環境の調整」ということが、まさにケアの基本的な役割ということになるだろうと思います。

## おわりに

認知症の人と家族が生活をしていくためには、身体の病気があれば治療をして、きちんと健康管理ができているということが大切です。同時にケアと環境の調整が適切にできると、なおさらそのことが生きてくるわけです。それが車の両輪としてうまく両方回転していかないと、認知症の人を地域で支えることはできません。車輪がうまく揃って両方とも同じスピードで回って初めて、認知症があってもいままで過ごしてきた地域で、その人らしい生活を過ごすことができるということになるんですね。

いろいろなことを相談できる場所としては、地域包括支援センターなど

の施設を利用されるといいかと思いますが、まだそこまではいかない段階で「最初に気がついた時にどの医療機関を受診すればいいのか」「認知症に対する具体的なサービス」などについて、しばしばご質問を受けることがあります。自分が監修をしているホームページの宣伝をするわけではないんですが、www.e-65.net というホームページをみていただくと、認知症等の相談ができる医療機関が1,000施設以上載っていますし、ほかにもいろいろな情報が掲載されていますので、ぜひ一度ごらんになってみてください。

認知症に関する情報は
www.e-65.net

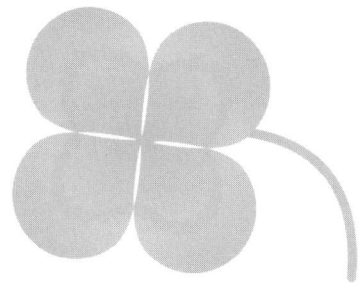

## シンポジウム 重度認知症患者デイケアの挑戦

1. 2. 3. 4.

みなさま、重度認知症患者デイケアをご存じでしょうか。これは認知症の治療のための医療保険によるデイケアで、精神科専門療法の1つです。

全国でこのデイケアを行っている精神科の医療機関は約160カ所ほどと、たいへんマイナーな存在で、一般にはあまり知られていません。認知症の方にとって医療、とくに精神科の医療は欠くべからずものであり、医療と介護はつねに車の両輪として存在しなければならないものだと、私たちは思っています。

今日は、この認知症の治療に積極的に携わっておられる方2名と、社会学の見地から第三者の目を持って語っていただける方、そして何より大事なご家族のお話をおうかがいします。

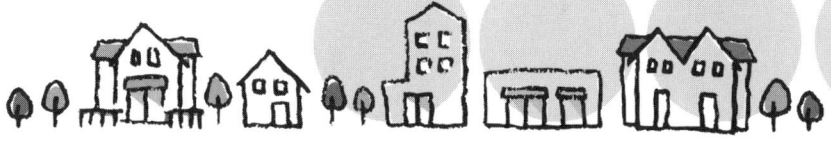

## 1.1 重度認知症患者デイケアの挑戦

# 社会福祉の分野からみた重度認知症患者デイケア

石倉康次
立命館大学産業社会学部教授

　社会学というのは、人と人の関係、あるいは生活環境が人に及ぼす影響力がいかに大きいかに着目して研究している分野です。そういう視点から見て、認知症の方が環境によってすごく状態が変わってくるというのは、とても興味深い点でありました。もう10年ぐらい前になりますが、認知症の方の居場所がまだない時にはじめられた「宅老所」で、ご本人がどんどん変わっていき落ちついていかれるという現場に立ち合わせていただきました。

　そして、薬をつかわないで精神療法によって認知症ご本人の状態をよくするという重度認知症患者デイケアの現場、「小山のおうち」に早くから関わらせていただき、高橋先生はじめスタッフの方々といっしょに『形成期の痴呆老人ケア』（北大路書房、1977年）という本を出版させていただきました。

### 後退していく重度認知症患者デイケア

　先ほど重度認知症患者デイケアが「風前のともしび、絶滅危惧種」になっているというショッキングなお話がありましたが、なぜそのような事態になっているのでしょうか。

　診療報酬の平成18年度の改定で、重度認知症患者デイケアに関して次のような表現が出てきます。「認知症について、これからはその方がどういう状態であるかという尺度を導入し、医療保険で対応するものと介護保険で対応するものとの役割の切り分けをする」。そして従来重度認知症患者デイケアに認められていた「4～6時間未満」を廃止して「6時間以上」

に統一し、一般の人にはわかりにくいのですが、診療報酬\*では「送迎なしのデイケア」1日1,060点、「送迎ありのデイケア」が1,308点だったのを一本化して1日1,000点と、「なし」よりも低くしてしまったんです。これがいったいなにを意味するのか、私なりに考えてみました。

まず、認知症の人に対する「尺度を導入」ということですが、まだまだ信頼性に足る評価尺度というものはありません。ひとりひとりのケースにあった、お医者さんの専門的な視点からの個別的な判断こそが重要で、単純に尺度を導入して状態をはかるということはかなり難しいのでないかと思います。

それからもう1つ、「介護保険と切り分ける」ということですが、たしかに介護保険のなかに送迎付きの「認知症対応型通所リハビリ」\*\*というのがございます。この介護報酬の点数は、要介護度別に分かれており、要介護度1の場合は688点、2の場合は842点、3で995点、4で1,149点、一番重度の5で1,303点となります。先ほどの医療保険の「送迎あり」の従来の1,308点とほぼ同額ですが、一本化されて1,000点になると、介護保険の要介護4とか5のほうが単位が大きくなってくるわけです。

利用者からみれば、介護保険は1割負担で利用回数が増えるほど負担が増えていくので医療保険を使うほうがいい。ところが医療者の側からみると、重度の人ほど介護保険でやるほうが手当てが厚くなるということになってしまい、利用者の側の意向と医

\* 診療報酬
病院などの医療機関が行った医療サービスに対する対価として受け取る報酬。厚生労働省が決めた点数表にもとづき、医療機関は医療行為の点数を合計し、1点＝10円で換算した金額を、患者と診療報酬の支払機関から受け取る。

\*\* 通所リハビリテーション
一般的にデイケアといわれている。

療者の側の意向とがずれてしまうわけです。

そして来年（2008年）度4月から導入される後期高齢者医療保険制度になりますと、利用者のほうも医療として受けることが本当にいいのかどうかという心配がまた増えてくる。医療保険で提供している重度認知症患者デイケアの利用を利用者の側からしなくなり、医療者のほうも医療で提供するよりも介護保険の方がいいのかということになりますと、重度認知症のデイケアがだんだん後退していくということが予想されうるわけです。だからこの見直しというのは、介護保険との役割分担ということではなく医療保険による重度認知症患者デイケアを結果的に縮小し、なくしていくということにあると思わざるを得ないわけです。

## 重度認知症患者デイケアの担ってきたもの

　重度認知症患者デイケアの役割は3つぐらいに分けて確認できるのではないかと思っています。

### 1）周辺症状をターゲットにした療法の確立

　1つは、認知症の「中核症状」と「周辺症状」の区分の重要性をふまえながら周辺症状をターゲットにした療法を確立してきたのが、認知症の精神科のデイケアであったのではないかということです。臨床的に患者さんをみながら、その人にふさわしい対応策を研究開発していくという役割を担ってきたのではないかと思います。

### 2）家族を支える

　もう1つは、日中本人をあずかることで、ご家族の苦しみと不安をうけとめ、生活の危機をささえる役割をはたしてきました。そしてまた、家族が安心して仕事や家事に取り組める時間を提供し、いろいろな相談にものっ

たり働きかけたりをしながら、認知症の人とどう向きあったらいいのかのヒントを提供してきました。

　場合によっては「暴力」も出て家族生活がめちゃめちゃになってしまった、そういう状態の本人と家族をうけとめて、緊急事態に追いこまれた家族の生活を支援するという機能を担ってきたと言えるのではないでしょうか。いろいろな合併症の相談にものれますし、緊急時の療養の負担の軽減にも有効に機能していました。介護保険の場合は要介護認定とかケアプランをたてて対応していくので、かならずしも即応性がないわけです。こういう点からみても、非常に優位性が高いのではないかと思っています。

### 3）介護現場へ認知症高齢者との関わり方の指針を示す

　もう1つとして、高齢障害者の福祉施設や介護保険施設、NPO法人が運営している施設等々、グループホームや特別養護老人ホームにも認知症の方々がたくさんおいでですけれども、そういう現場の人に、認知症の人に対してはこういう視点でやらないといけないよという、認知症高齢者への関わり方の指針を提供してくれる、そういう機能が精神科の認知症デイケアにはあるのではないかと思います。

　それからもう1つ、「本人にあった対応がなされずに周辺症状が非常に出てくる」「薬の投与がまちがった形で行われている」ことからくる混乱状況に対して、きちっと精神科デイケアで対応されたこと

により、そういう状態がとけたときの「本来の認知症の方の姿」を世間に示すことによって、認知症というのは本来はみんながびっくりするような問題じゃないんだ、このシンポジウム全体のタイトルとなっている「どんとこい」というふうにも言えるものなんだということを示され、介護福祉施設にとっても、どこをめざすべきなのかというモデルを提供してくださったのではないかと思います。

最近介護福祉施設でも、「正確な診断と正確な薬物処方をしてくれる精神科医の先生と連携をしながら認知症の方を受け入れる」ということがたいへん重要だという自覚が広がってきているのです。

## 福祉の現場から精神科医へ期待すること

私はどちらかというと福祉の現場との接点が多いんです。そういう現場からみますと、精神科の先生がたへの期待としては、デイケアの現場だけではなく、介護保険の要介護認定をはじめ、障害者の年金を受け取る場合、あるいは成年後見人を立てる場合の認定、認知症の方が消費者被害にあったときに訴訟を調停に持ち込んでいく際など、お医者さんの意見書等々が持つ力というのは非常に大きいものがありますので、医師として持っておられる大きな権限を家族、患者さんの信頼や共感を得るようなかたちで、ぜひこれからも行使していただきたいと思います。

同時にこの医療介護福祉の現場というのはたいへん重要な現場でありますけれども、いろんな面から規制緩和が進み、経営危機に今まきこまれているという場面もすごく多いわけです。福祉の現場でも同様ですが、安易な規制緩和や制度改革に警鐘を鳴らすなど、ご専門の立場から社会に対して必要な情報発信や問題提起をし続けていただきたい、というのが福祉の現場からのお願いであります。

## 1.2 重度認知症患者デイケアの挑戦

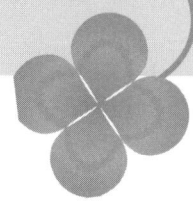

# 父、認知症になる

大塚龍樹
ご家族

　私は認知症の父といっしょに暮らしており、どちらかと言えば「なんとかしてよ認知症」と言いたい立場ですが、認知症患者の世間の受け入れ体制をなんとかしなくてはと、つねづね考えています。私は4年前までは、ぼけ老人というものは、死の恐怖をやわらげるために神様もよく考えたなと、本当に馬鹿な思いを抱いてました。しかし、いざ自分が直面し、認知症の実態がわかった今は、本当にやっかいものです。

　今日は、私の体験談を主に話をさせていただきます。

### 父、認知症と診断される

　今から約4年ほど前のことになりますが、平成16年の1年間は父にとって、また、私にとってもたいへんな1年間でした。

　私の父が認知症と診断されたのは、平成16年1月のこと。母が糖尿病で入院したという単純なことがきっかけで、父の認知症は表面化しました。夜中にずっと独り言を言っているのを見て、専門医である星のクリニックの星野院長に診察をお願いしたところ、認知症との診断でした。そのときは、認知症と聞いても'なんじゃそりゃ'という程度で、心配もしていませんでした。しかし、診断をうけてしばらくすると、急激に健忘がはげしくなり、同じことを何度も聞くようになりました。

### 父、総合病院に入院

　その年の5月、父が以前から糖尿病で通院していた総合病院の主治医から、糖尿病が悪化してきたので、認知症の軽いうちにインシュリン治療にきりかえるよう申し出があり、入院することになりました。

　しかし、この入院がたいへんな結果になりました。入院後まもなく父は悪性症候群というひどい病気になり、高熱が出て命の危険性もあると若い

女性の先生から説明を受けました。その説明に加え「今すぐ精神病院に転院されますか」と信じがたいことを聞かれたのです。私が「ここでの治療は無理なんですか、今父を動かす必要があるのですか」とたずねますと、「ここで治療はできますが、認知症なので・・・」という回答でした。それまで軽視していた、「認知症」というものの困難さを思い知ることとなったのです。「こちらで治療をお願いします」と頼みこんで、なんとかそのまま総合病院で治療をしていただけることになりました。

## 父の認知症さらに悪化

　悪性症候群のことを病院から聞いた星野院長が、すぐに来て担当医や看護師に認知症も考慮した治療方針を指示をしてくださいましたおかげで、大事にいたらず、2週間ほどで回復に向かいました。しかしそれを機に、あらたな認知症の'徘徊'の症状があらわれました。看護師さんから父に誰か付き添ってほしいという依頼があり、トイレへの徘徊も多く男手が必要なことから、私は自営業を休業し、看護師さんが帰っていいと言うまで夜中までも付き添わなければなりませんでした。星野院長は毎晩往診にきてくださり、私を励ましてくださいました。

　父の徘徊はまったくよくならず、夜中になるとナースステーションに行き、看護師さんに迷惑をかけることが多くなりました。私が止めてもまったく言うことを聞きません。

　ある日看護師さんから、夜間父をベッドに縛ることに同意してくれとの申し出があり、迷いましたが、仕方なく同意書にサインしました。毎日ベッドに縛られ、「ほどいてくれ」と叫ぶ日が数日続くと、こんどはケースワーカーから転院の要請がありました。

　このことを星野院長に伝えると、ケースワーカーと話し合いをしてくださり、転院先についてのアドバイスやご自身も転院先をさがす旨を約束してくださいました。

## 転院－これが医療機関？　収容所では？

　数日後、突然入院先の病院から電話があり、転院先がみつかったのですぐに来てくださいとのこと。私は内心ほっとしましたが、転院先は星野院長が避けるようにとアドバイスされていた病院でした。病院に着いて、想像以上のひどさに驚きました。頑丈そうな鉄の扉は外からもロックされていて、父が過ごすと案内された扉の向こうは、灰皿代わりの缶に群がって喫煙する人の煙が充満し、汚いパジャマ姿の患者さんが狭いスペースをうろうろとしていて、身の危険さえ感じるようなすごいところでした。そこは、テレビで観た刑務所そのものに見えました。「徘徊がある大塚さんには」と案内された個室は、まさに独居房でした。'父を迎えてくれるところはこんなところしかないのか' という現実がひどく残念でした。そしてまた、自分の非力さを痛感しました。

　このような環境の中で、父の症状は急激に悪くなっていきました。私は毎日のように見舞いに行きましたが、そのたびに父は泣いて「死にたい死にたい」とばかり言っていました。私が帰る時はついてきて「つれて帰ってくれ」と泣きながら言うのです。止めようとする職員をふりはらうような行為や、暴言もかなりはくようになっていました。それは以前のやさしい父ではなく、まったくの別人でした。食欲もまったくなくなり、「このままでは人生の最後をこんなところで迎えさせてしまう」と悟った私は、星野院長になんとか転院させて下さいとお願いしました。院長はいろいろ探してくださり、別の病院に1週間ぐらいで転院できるようにしてくださいました。

## 収容所からパラダイスへ

　8月、待ちに待った転院の日。私は転院先も精神病院と聞いていましたので、過度の期待はしていませんでした。しかし着いてみれば、以前の収容所とくらべ、パラダイスともいうべきところでした。父が入院するフロアにはオープンテラスもあり、たいへんきれいで気持ちのよいところでし

た。着いてすぐに診察があり、父は診察中も泣いていましたが、オープンテラスで話をしているとだんだん落ちついてきて、「今日からここにいられるんか」と何度もたずねてきました。「もうあそこに帰らんでええんやで」と言うと「ありがとう」と私に手を合わせました。

　よい環境の中で父は日々回復して、半月ほどで徘徊もおさまり、泣くこともまったくなくなりました。しかし食欲だけはなく、体重も10キロ以上減っていました。一方糖尿病のほうは食事療法のおかげといっていいのか血糖値も下がり、インシュリン治療をやめて投薬と食事療法で十分対処できるようになりました。父の食欲をとりもどすには時間がかかりましたが、精神状態は2カ月ほどでかなり改善され、少し健忘はあるものの、通常どおり私と会話をし、冗談も言いあえるまでに回復しました。

## 退院 ― 認知症患者受け入れ体制の不備を痛感

　入院から3カ月ほど経過したころ、担当医から「そろそろ退院を考えています。今後ほかの施設に移るのか、在宅で介護するのかを考えておいて下さい」と告げられました。私は迷いました。母は足が悪かったので在宅で介護できるのか疑問でしたし、施設についてもまったく無知でしたので、とりあえずケアマネジャーに施設をおしえてもらって見学に行きました。

　『老人保健施設』『特別養護老人ホーム』、それまで聞いたことのなかった『グループホーム』にも行きました。どこもきれいな立派な建物でしたが、なにか魅力に欠けていました。どこにいっても一番の愉しみはテレビなのかなというふうで、施設には立派なテレビがあり、その前に大勢の人が集まっていました。また、想像以上に職員が少ないのも気になりました。

　いろいろと話を聞いてみると、入居者が外出することはほとんどなく、毎日を施設内で暮らすとのこと。認知症の患者にしてみれば、入居させて良い環境とは思えず、入居は断念しました。認知症の患者の受け入れ先を探すことの難しさ、受け入れ体制の不備を痛感しました。困ったときにはこの人を頼るしかないなと、星野院長に相談に行きました。すると「ここ

のデイケアに来ないか、今も1階でしているから見てこいよ」といわれて見学させていただくことになったのです。

**重度認知症患者デイケアと出会う**

　そこは、鍵もかかっていない透明ガラスのドアから出入り自由になっていて、今まで見たことのないオープンな空間でした。職員の多さにも驚きました。利用者2、3人に1人の割り合いで職員がいて、利用者と楽しそうにふれあっていました。1階の責任者の方から、「今はなかでカルタをしているけど、みんなで車で出かけることも、週に2、3回はあるよ」と教えていただきました。私はここにかけてみようと思い、父を通所させていただくことになりました。ふと疑問に思い「あんなに人を雇って儲かるんですか」と星野院長にたずねると、忘れられない言葉が返ってきました。「医者と坊主は儲けたらあかんのや。人の不幸を自分の儲けに変えてどないすんねん」と、私にとってはすごい一言でした。

　ケアマネジャーに、デイケアに通うことになったことを話すと、「夜ずっと家で介護するのはたいへんですよ。週に1泊でも特別養護老人ホームのショートステイを利用されては」と助言をいただきました。そこで週に1泊だけショートステイを入れて、基本的には父の希望である在宅介護をすることとし、父が待ちに待った退院となったのです。

　これが、発病から約1年経ったときのことでした。

　それから今日にいたるまで、多少ショートステイを調整したりしながらこのスタイルを続けています。楽しい環境のおかげで、健忘は少し進んでいるものの、父の症状は安定しています。糖尿病についても、星のクリニックで2週間に1度内科医の診察を受けられるようになりました。精神科と内科のトータルケアを受けているおかげで、父の病気に対する私の不安はたいへん軽減されています。

## 認知症患者の家族として

　平成18年4月、認知症患者を医療から介護に移す政府の動きがあるとのことで、星のクリニックのデイケアの存続も困難になると聞きました。デイケア利用者の家族は、これからどうすればよいのかわからず不安に襲われました。厚生労働省に陳情に行く星野院長に、家族代表として他の家族の方々の陳情書も持って同行しました。これをきっかけに「1人で悩んでいる家族がこれからは1人で悩まずみんなで助け合おう」と、家族会が発足しました。家族の方が集まってみると、老老介護の方が多く、そこには思っていた以上の悩みがあることを知りました。

　私は、介護とは、患者の不自由なところを補ってあげることだと考えています。手が不自由な人がいれば、食事やトイレを手伝ってあげる、足の不自由な人がいれば車椅子での昇降を手伝ってあげる。しかし認知症患者は精神面の病です。これを補うことはできるのでしょうか。私は無理だと思っております。そこには専門的な知識、医療が必要だと考えます。私が出会った重度認知症患者デイケアの受け入れ体制は、認知症患者にとってもその家族にとっても理想的なものです。できれば、入所のできるグループホーム的な施設も併設していただきたい。精神科の開業医の先生がたにはがんばっていただきたいですが、当事者である認知症患者の家族、すなわち一番困っている私たちの協力が大切だと思います。認知症であっても「具体的なことは忘れてしまっても、楽しかったとかつらかったというようなばくぜんとした思いはどこかに残っている」といいます。認知症の方が今どのような環境にあるのか少しでも理解していただき、1人でも多くの方がこの現状に立ちむかえば、本当に「どんとこい認知症」と言える日も近いと確信しています。

## 3 重度認知症患者デイケアの挑戦

# デイケアでできること

**星野征光**
大阪府・星のクリニック院長
精神科医

早速症例から入らせていただきます。

## 認知症の心

**症例1** 84歳の女性で軽度のもの忘れ（といっても認知症レベルですが）があり、「誰かがしのびこんでくる、襲ってくる」と夜中の2時3時に起きだして「ここにはいられない」といって外に逃げ出そうとして大騒ぎになったケースで、ご長男のつれあいといっしょにこられました。

少量の向精神薬の投与で徐々におさまってきましたが、3回めの診察日に来られません。それまで身なりもきちんと整えられ、素敵なおばあちゃんでしたので、とても素敵な方ですねえと声をかけながらの診察でしたが、「あの医者はすけべだ。私に結婚を申し込んだ。もう行かない」と言っているらしいんですね。これはしまった、口はわざわいのもとだなあと苦笑いしました。どうしようかなあと言い合ったものですが、2回ほど間をあけてこのまえ来られました。やれやれでした。

**症例2** 訪問看護ステーションから往診依頼のケースです。初診時82歳、女性。他の市で単身生活をしていたところ、援助機関との折り合いが悪く、高槻に引っ越してきました。

ここでも関与するヘルパーや訪問看護師、誰に対しても「物がなくなった、あんたが盗ったろと」激しく避難することが続き困っているとのこと、さっそく往診に行きました。2回めの往診時になにげなくうちの診療所に遊びにおいでと誘ってみると「そうね、1回行ってみようか」と2つ返事でした。猜疑心が強く、そんな返事が帰ってくるとは思いもよらなかった

ので、同行した訪問看護センターの方も私も本当にびっくりでした。足腰が弱ってきていますが、それ以来、転倒による圧迫骨折の入院や年末お正月やお盆休みのショートステイ以外は元気に通所されています。訪問看護やヘルパーをフルに利用していますが、ときどきもの盗られ妄想が再燃するものの、なんとか89歳の現在まで楽しく単身生活を維持されておられます。

## 認知症患者の不安はこのような？

　最近私はある体験をしました。夜京都市内北部を運転し帰宅の途中でしたが、突然いまどこを走ってるのか北へか南へかなどがわからなくなったのです。もう1つ、往診すべくクリニックを出ましたが、あれ？　なにしに出たのかということがわからなくなったのです。自分もはじまったかと思いました。この2つの体験のなかでは、言いようのない不安が気持ちのなかにじわじわと広がってきました。

　認知症の方々の初期の不安はこういうものではないかとふと思ったものです。表現しようのない不安。なぜいま私はここにいるのかがわからない、なんとなく異常な自分、いまの私をどう表現したらいいのかわからない自分、自分がどう生きていったらいいのか、などなど認知症の進行に伴って、不安や焦躁が質的にも量的にも変化していきます。

　認知症の人にとって、発症の日から毎日が不安の連続であり、ストレス状態の連続をしいられて生きていっていると言えましょう。このストレスの連続が、暴力的反応や徘徊、失踪やもの盗られ妄想、被毒妄想、嫉妬妄想などの精神症状を生むのでしょう。したがってそのストレスのなんたるかを早期に発見し、ストレスを生み出す状況に応じた環境調整と精神療法的ケアが必要なのです。

　もう1つの不安の根源として、時間の流れや環境の変化の問題があります。私は愛知県の人口8,000人ぐらいののんびりした田舎育ちですが、医

学生になった頃、ときどき東京にも行くようになりました。うれしくて山手線で２、３回ぐるっと回ったことがありましたが、だんだん疲れてしまってうれしくなくなってしまいました。いまでも東京はどういうわけかとても疲れてしまうのです。

　認知症者は田舎から来て山手線に乗った私のように、時間軸のまったく違った世界に放り込まれなげだされ、どうしたらよいかわからなくなっていき、とても疲れてしまっていると思うんです。周囲の健康な人たちの時間軸に振り回され、あたかもゆったりした田んぼの中に居てどーんときてぴゅっと通りすぎる新幹線をみているようなものと考えると、そのしんどさがわかるのではないでしょうか。

　８月の夏休み、出雲の「小山のおうち」のデイケアを見学させてもらいました。午前中のミーティングでは、全員がなんらかの発言をされたり思い出から歌になっていったりしますが、ある単身の女性が「私はここでみんなとお茶を飲んでおしゃべりするのがいちばんの幸せです」とおっしゃったのが印象的でした。通所の契機がどのようなものであったにせよ、皆さんの顔がとても穏やかで仏さんのようなといったらいいすぎでしょうか。やわらかな雰囲気が支配していました。

　デイケアで、同じ言葉の繰り返し、怒りなど、認知症の方の思いや行動が根気強く受け入れられることを通じて、時間軸のずれが修正されて安心感が得られ、それが「ここにくることが私の幸せ」という

言葉につながってくるのだと思います。

## 言葉の意味を受けとめる

　病状の進行に応じて生活上の困難が生じます。得意だった料理のだんどりがわからなくなり、味のひどい料理を出したり、火元があやうくなったり、それまで主役であった生活の場がうばわれることになってきます。

　私が大切にしているのは、ご本人が何ができ、何ができなくなっているか評価し、その人に応じた支援の方法を見つけだし、介護者に伝えることです。また、断片化されたり羅列されたりする言葉の意味を、きちんと受けとめることも大事なのです。

　**症例3**　男性で78歳、脳血管性の認知症。多発性脳硬塞があります。娘さんが介護されていて、毎日の介護日誌を詳細につけて月末に渡してくださいます。

　2年前の初診時には記銘力検査も不可能で、現在にいたるまで会話も成立しない方ですが、話す時はかなり大きな声で自分の思いらしきものを話されます。ときどき「さあ殺せ、殺せ、さあ殺せ」とデイケアでも自宅でもとまらなくなるので、デイケアではうるさいといって反応する方が出たり、場がしーんとなったりして困っていました。最近はスタッフが「そんなに大きな声で言われなくてもわかりますよ」とすぐに介入することで声のトーンがさがり、なにか言い訳めいたことが言われるようになったのですが、なによりもそのやりとりを聞いて通所のみなさんがほほえましく思うのか、笑いに包まれるようになってきています。

　娘さんによれば、『飯を口まで運んでくれる、下を汚しても（大小便のことですが）いやな顔をせず始末してくれる、こんなに親切にしてくれるのはどうもおかしい、なにか自分に対してたくらんでいるのではないか』

というふうに発展していって、さあ殺せとなるのではということでした。

〈パニック殺せとアイデンティティ殺せ〉

さらに娘さんの分析では、デパケンという薬で夜間の睡眠もよくとれるようになってから、「さあ殺せ」の意味合いが違ってきたように思うとのこと。

『いまはある程度了解できる原因らしきものがわかるようになった。しかしデパケンが効くまでの「さあ殺せ」は、認知症になって時間の流れが変わってしまった不安からくるそれを「パニック殺せ」と名付けるなら、「アイデンティティ殺せ」とでも名付けようか。あの「殺せ」はこわかった。「わしは生きている価値はあるんか、わしは人から必要とされているのか、わしは愛されているのか、どやねん、はっきりせんかい」と叫んでいるように思えた。ものすごい迫力での迫り方であった』と娘さんは書かれています。『だいたい殺せといわないまでもパニックを起こさせる一番の犯人は病院の医者と看護師だ。いつもヒヤヒヤさせられる。こっちは客や。対応の仕方をもっと勉強してもらいたいもんだ』と付記されており、しゅんとなってしまいました。

本人はもちろんこのように順序立てていうことができないので、断片的な言葉をつなぎあわせての解釈ですが、その思いの一端を理解することができ、そのことがデイケアでの対応に生かされ、先ほどのような共感の笑いにつながったと言えます。娘さん

> **認知症ケアを考えるポイント**
>
> 認知症患者は身体の不調を伝えられず、精神的不調をつくりだしてしまいがちである

は医療のプロ以上の観察をされてきたわけで、つまり評価するということは、24時間付き添っておられるご家族の観察や評価解釈なしには、より正確なものにはなしえません。人がいちばんつらいことは無視されることだと思いますが、この方の「さあ殺せ」とは、そもそも人としての根源的問いかけに思えてならないのです。

## ●身体的不調をいち早く見つけること

　本間先生のご講演につながりますが、身体的不調を初期の段階で周りにうまく伝えられずに精神的不調をつくりだし、焦躁状態になる事例は、とくにこの夏の猛暑による脱水がひどいものでした。水分摂取バランスのよい食事がとても大切です。夜間不眠、歯痛、腹痛、脱水などには注意しなければなりません。とくにせん妄状態の医療的関わりは欠かすことができません。単身の認知症患者さんには訪問看護、ヘルパーの関わりがとても大事です。不調をすばやく見つけ、医療に結び付けていきます。

　小澤勲＊さんが、認知症患者の脆弱性を「こころ、身体、生活、世界」それぞれの領域に生じた「波紋、ゆらぎ」というぐあいに表現されています。他の領域に容易に広がる、そういうことから身体の表情をよむことが大事とし、「それは母親が理屈ではなく赤ちゃんの具合の悪さを感知する、あのわざである」と表現していますが、けだし至言と思います。

＊小澤　勲
1938〜2008。京都大学医学部卒業後、京都府立洛南病院勤務時代認知症に取り組む。同副院長、老健施設桃源の郷施設長、種智院大学教授等を歴任。認知症ケアに携わりながら、ほとんど論じてこられなかった認知症者の心的世界に光を当てた。著書に「痴呆を生きるということ」「認知症とは何か」等がある。

## 重度認知症患者デイケアの実際

　当院では25名定員で、当初15名平均でゆったりとした運営が可能でした。医師1名、作業療法士1名、看護師2名、精神保健福祉士1名が資格上の認可基準ですが、看護師4名を含め毎日7～9名のスタッフで運営してきました。しかし現在は20名の通所者でなければ採算がとれない状態になっています。ちなみに通所者の6割ほどが介護保険関連施設から頼まれたケースです。

　週3回のドライブはほぼ全員参加で、畑、ばら園、淀川べりの散策がとても喜ばれます。もちろん車椅子の方にも参加してもらいます。先ごろ「散歩の効用」という特集をある雑誌でみたのですが、季節の移り変わり、成長する自然とのふれあいが生きる喜びにつながるようです。ゲームや、全身と口周囲のリハビリ体操、季節の行事にそった制作にも取りくみます。

　一方、合併症で入院にいたることがまれならずあり、訪問看護やヘルパーさんとの綿密な情報交換が大切であることは言うまでもありません。

　**症例4**　79歳アルツハイマー型、男性。単語的発語のみ可能の重症例で、ショートステイ時に外に出ようとしてトラブルになり、ことわられた方です。

　初診時も硬い表情とぶっきらぼうな返事のみ。デイケアに導入しましたが、昼食までおられることがまれで、すぐ外出されます。定期診察も「なにぃっ」と怒られてしまい、席にもつかれません。自宅が近くなのでそちらに帰るつもりなのでしょうが、暑い最中、職員がついてもくもくと片道10キロぐらい歩きます。両方ともへとへとになりながら、なんとかデイケアもしくは自宅まで戻り、運んだ食事をいっしょにとります。私の指示ではなく、やってみないとわからないからと考えての当院職員の取り組みです。半年続けました。「無理矢理デイケアにこだわらない」として、連携する訪問看護センターと相談し、訪問看護センターの飼っている犬を連

れての散歩を週2回しています。

　最近の診察場面ですが、血圧測定の合い間になにげなく腕をさすったところ、いやがらずやわらかな表情になられたので、背中までそっとさすってみました。すると、終わったときに「ありがとう」と言われ、こんどは私の腕をさすってくれたのです。同伴の奥さんもとてもびっくりされて、自宅でもときどきさすられているようです。

　経過のなかで在宅は無理かと何度も思いましたが、入所はことわられているし、精神科入院では外に出ようとしてトラブルを起こし保護室抑制となってしまうのが目に見えるので、在宅でとことんやろうといろいろ取り組みを模索しているところです。

　デイケアはデイケアの中だけでは終わりません。他機関やご家族との綿密な連携こそいのちと思われる症例です。

## おわりに

　厚生労働省は認知症にかぎらず、地域在宅医療の推進を強調しています。重度認知症患者デイケアはむしろ拡充し、地域地域にきちんと、できれば精神病院だけではなく小回りのきく精神科診療所に併設される必要があります。その際、認知症の豊かなケアを確立するために、医療と介護福祉系が協力協調共存しあい、信頼にもとづいた任務分担をすることが重要と考えています。認知症者にはなによりなじみの関係が重要ですが、諸機関のスタッフ同士がなじみの関係になってこそ、よりよいケアを提供することが可能となるのではないでしょうか。

　人は人であるかぎり人と人との関係のなかでしか生きられないのであり、認知症者もそうした関係性が十分に保証されてこそ、不自由さをかかえていても安心して暮らせるのだと思います。

## 1.4 重度認知症患者デイケアの挑戦

# 作業療法と認知症ケア

**小川敬之**
九州保健福祉大学保健科学部准教授(現教授)
作業療法士

## ● 作業療法とは

　私が初めて認知症の方と関わりをもちましたのが、20年ほど前、作業療法士としてでした。

　作業療法というのは、リハビリテーション分野の1つです。「作業」というと、なにか物を作ったり土木作業のようなイメージがありますが、作業療法の作業とは、好きな服を着たり、好きな音楽を聴いたり、その個人にとって意味のある作業(活動)のことを言います。しかし、障害を持ってしまい、その作業が行えなくなる。作業療法とは、その個人にとって大切な意味のある作業(活動)を可能なかぎり取り戻していこうとするセラピーと言えます。

　しかし20年前のリハビリというのは、歩けない方に歩いてもらったり、悪いところをなんとか直していこうという仕組みのなかで動いており、だんだん進んでいく認知症という病気に対し、リハビリという概念でなにができるのか非常に悩んだ時期がありました。

　現在は週1~2度、宮崎県ハートピア細見クリニックのデイケアで認知症の方たちと関わりながら、いろいろ一緒に考えていっているところです。

## ●「コミュニケーション」について考えさせられた思い出

　私が最初に勤務した認知症の治療病棟に、かなり認知症が進んだ女性の方がおられました。床にすわりこんでしまって全く動こうとされません。そこで、リハ部門に歩行訓練の処方が出され、私が関わったわけです。「立

たないと足腰が弱ってしまうから歩きましょう！」といっても手をはらいのけてぜんぜん相手にしてくれません。わきの下を２人で持って「立つよーよっこらせー」と立ってもらおうとするわけですけど、足を縮めたままぶらさがって、もう意地でも立たないぞというような状況です。こりゃ困ったなあと思いながら、なんとか歩いてもらいたいと毎日通いつめました。しかし、１週間ぐらい通いつめましたが、それでもぜんぜんだめでした。

　どうしたものかと途方に暮れてしまい、諦めの気持ちを持ちながらその方の横に座って風景をながめていました。そして『水師営の会見』という歌を知らず知らずに「旅順開城約なりて・・・」とつぶやくように歌ったんです。おばあちゃん子だった私がたまたま知っていた歌なんですが、その歌を歌いはじめると、いままで何をいってもぜんぜん相手をしてくれなかったその方が、私のひざをたたいて拍子を打ってくれたんです。あれっと思いました。なにかがつながったなと。で、その方の顔をぐーっと覗き込んで大きな声で歌うと、初めて私の顔を見てくれて、手拍子を打ちながらにこっと笑ってくれたんです。はっと思って、「ちょっと向こうに一緒に行ってみませんか？」とその方に言いました。すると「うん」とうなずかれて、私の手を握ってよっこらしょと立ち上がってくれたんです。

　それで、この歌を歌いながら廊下を何周も歩いたわけなんですけれど、そのときに、コミュニケーションとはなんなのだろうと非常に考えさせられました。いくらこちらが良いと思うことであっても、それが相手に通じていなければまったく意味がないわけです。その方が本当にああそうなんだと思える状況をいかにつくるか、情報をいかに伝えていくか、非常に考えさせられた出来事でした。

## デイケアで何してる？

　では、重度認知症患者デイケアで何を行っているのか、具体的にお見せ

したいと思います。

## 環境づくり

　デイケアの場面で、その方が「なにかやりたいなあ」と思った時にすぐに行動に移せるような仕組みをいろいろと置いてみました。台所をつくったり、家具もいろいろ高さが違ったり、色も違ったり、懐かしい道具をいたる所に置いたり、そういったセッティングをしながら、同時に「ここに居てもいいなあ」と思える状況を工夫しています。

　運動しないと気が済まないという方もおられますので、運動できるような仕組みをつくったり、あるいは隠れ宿みたいな狭い空間だと落ちつかれる方もおられるわけですね。何かに集中したい、あるいはそこでぼっとしていたい、そうした方たちのために小さな空間をあちこちにつくったりと、さまざまな方のそのときの気持ちに応えられるような環境づくりを考えています。

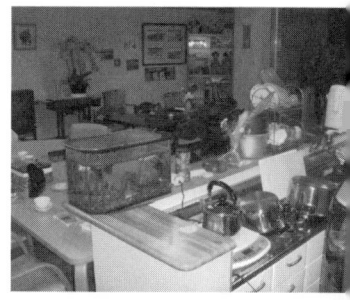

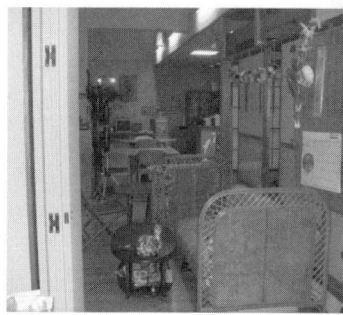

隠れ宿のような
狭い空間

## 活動の工夫

　たとえば「わらじ作り」というメニューがありますが、さあ始めましょうとやるんじゃないんです。職員が勝手に持ってきて、勝手にやりはじめます。すると、もともと農家だった方もけっこうおられますので、そういった方々がぐっと寄ってきて勝手に始められます。男性はなかなか活動される方が少ないんですが、いやなのかというとそうではなくて、

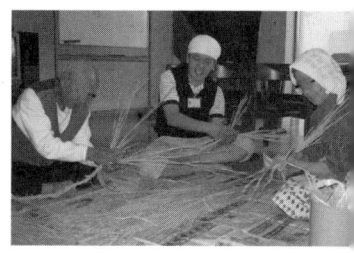

わらじ作り

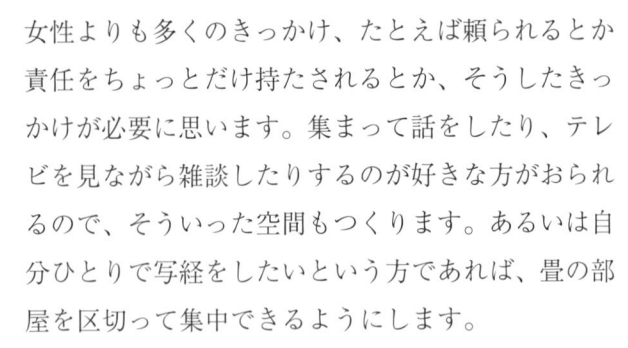

女性よりも多くのきっかけ、たとえば頼られるとか責任をちょっとだけ持たされるとか、そうしたきっかけが必要に思います。集まって話をしたり、テレビを見ながら雑談したりするのが好きな方がおられるので、そういった空間もつくります。あるいは自分ひとりで写経をしたいという方であれば、畳の部屋を区切って集中できるようにします。

エプロンをつけた女性の向こうに居るのは私の大学の実習生なんですが、自分の孫のようにこの子について、料理の仕方とか洗い方とか教えてるんです。教えることがなんだかうれしそうな感じです。

そういった役割を持ってもらったり、特別な活動ではなく洗濯物干しなどいろいろな生活場面に即した活動、もろもろの趣味的な活動を用意しています。

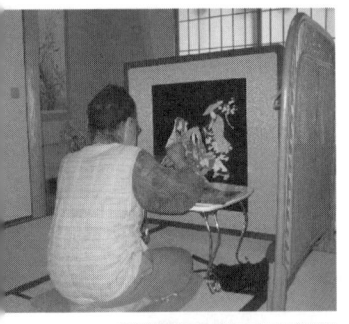

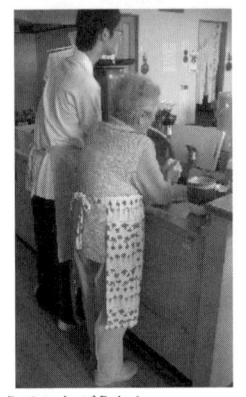

教えることがうれしい・・・

## ●脳の働きを知り作業場面に応用する

活動を提供するうえで心がけていることがあります。たとえば料理はよくやるんですが、重度のアルツハイマー型認知症の方の前に、まな板とその上に包丁とじゃがいもをぽんと置いて「さあ剥きましょう」と言っても、どう行っていいのかわからないんです。そのままほうっておくと、顔が緊張してきて向こうにふーっと歩いていってぐるぐるぐるぐる回りだしてしまいます。しかし、右手に包丁、左手にじゃがいもを持ってもらって、剥くところを1回誘導してあげるとさっと剥いて、トントントンと切る

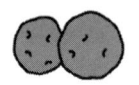

ところまでいけるんです。

これはなぜかというと、認知症というのは記憶が低下していく病気だと言われてますが、じつは記憶というものにもいろいろな種類があります。エピソード記憶や短期記憶など、ついさっき、3分前の出来事をぽんと出す記憶、認知症の方はここから落ちていきます。

しかし、たとえば自転車は1回乗れれば10年間乗らなくても乗れますよね。そういう長年身体にしみこんでいる記憶、これは専門的な言葉では「手続き記憶」といいますが、そういった記憶はそんなに落ちないんです。落ちついて安心して出せる状況であれば、身体が覚えてますからさっとできたりするんです。逆に緊張感が強かったり急かされたりすると、できなくなっていきます。

記憶、行動については脳のいろいろな場所が司

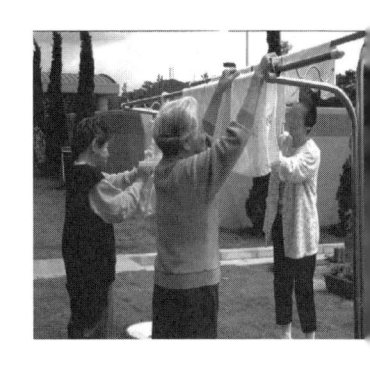

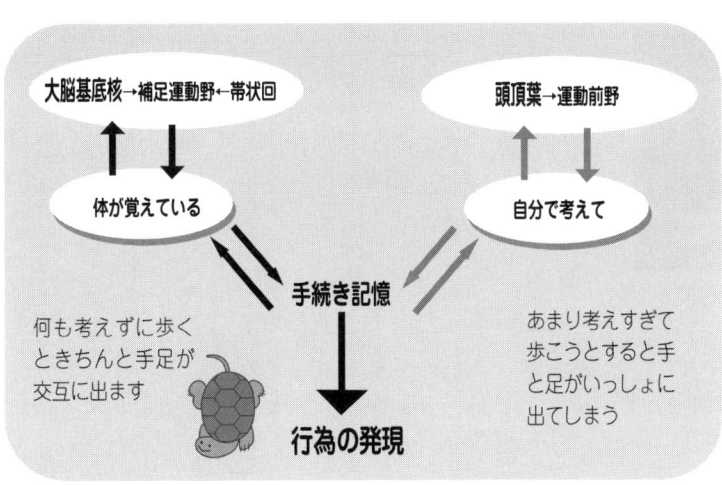

認知症の症候学

大脳基底核→補足運動野←帯状回 / 体が覚えている

頭頂葉→運動前野 / 自分で考えて

手続き記憶 → 行為の発現

何も考えずに歩くときちんと手足が交互に出ます

あまり考えすぎて歩こうとすると手と足がいっしょに出てしまう

> **認知症ケアを考えるポイント**
>
> 脳の働きを知り、持っている能力を発揮できる場面をつくる

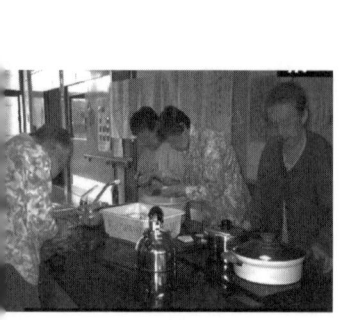

どっていますが、いまのところ、2つ言われています。1つは大脳基底核などが関わっているところと、あとはもう1つは脳のてっぺん、頭頂葉に行為発現の要があります。目で見て耳で聞いたことを整理しながら、行動を起こすということを指令する場所が頭頂葉になります。アルツハイマー型認知症はここの神経細胞が減少していくと言われています。一方、大脳基底核と書いてありますが、こちらの方は外からの刺激ではなくて、内発的に「よし、これをしよう！」と心が動いて行為に結びついていくスイッチになります。この2つのスイッチで、手続き記憶から行為の発現がされているということになります。

たとえば先ほどの皮むき、じゃがいもと包丁が目の前にあっても、「右手に包丁を握ってじゃがいもを持って」という行動を自分でつくって動かそうとすると、こちらの頭頂系のスイッチの働きが必要です。すると、アルツハイマー型認知症の方は混乱が強くなる可能性があります。ところがここが障害されているという場合でも、身体にしみこんだ最初の動作を誘導し、なおかつご本人が「よし、やってみようか」という雰囲気をつくることで、もう一つのスイッチが働いて、ぱあっとじゃがいもの皮が剥けていくわけです。

こういう脳の働きを少し知ってると、いろいろな場面で「この方いま混乱しそうだからちょっと先に誘導しよう」とか「このへんは先回りをして、少しやっておこう」と工夫ができて、認知症の方も活動

持てる能力が発揮できるセッティングを

1 重度認知症患者デイケアの挑戦

や生活の行為ができていくということになります。

「動作を新たにつくり出すということは、認知症の方は苦手である」ということをふまえたうえで、作業場面を考えることが大切です。

## ● できないことができる場へ

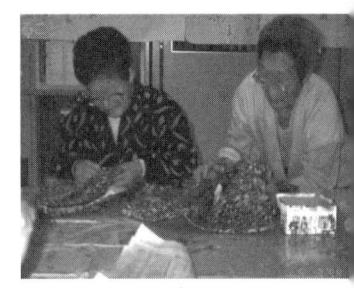

場をセッティングすると見事に縫い上げます

去年ぐらいまで進んでわらじ作りをしていた方が、1年たって少しできなくなりました。やろうと思ったらうまいこと結べないので、あら、おかしいってたぶん自分でもわかるんですね。それで、緊張感がたかまってしまい「もうやめた、しない」となってしまう。

> 認知症ケアを考えるポイント
>
> 自発的にしようとする行為は身体も動くし、楽しい

しかし、それをやろうと誘うのではなく、職員が「これはむずかしいなあ」と横で言いながら勝手に始める。すると、どれどれと寄ってきて、見よう見まねでやりはじめたりします。最初はなかなか難しくても、そういった状況のなかで、もともと持っている能力が発現されていきます。活動する環境、タイミングをうまく提示することによって、「できないと思っていたことができる」ような状況が生まれてくるわけです。私はこれをひそかに「誘い水作業」と言っています。

そのような繊細な働きかけが、認知症の方の作業や生活をサポートするうえでとても大切なことなのではないかと思っています。裁縫などもできるところとできないところとありますので、それをうまく

セッティングしながらやると、最後はできるわけですね。「できた！よかったね」となって、対象者も私もうれしい。これが大切ですよね。

## メンバーの関係を読み工夫する

　女性というのはなじみの関係をつくり、のんびりくつろぐことがうまいんですが、問題は男性です。

　軽い脳梗塞がある男性（Ａさん）で、日頃ソファーに寝てばかりいて、下肢筋も弱ってきています。なんとか歩いてほしいんですが、歌も将棋も園芸もだめ、なにを言っても動いてくれない方がいらっしゃいました。歩いてもらうためにいろいろ作戦を練って、動物の散歩がいいんじゃないかということになりました。犬はひっぱられたら危ないし、猫はだめだしと、苦肉の策で考え出したのが亀です。たまたまデイケアで飼っていた亀がいるんですが、この亀をＡさんはとてもかわいがっていて、この亀の散歩をしてもらったらどうかと作戦を立てました。

　しかし、私たちが誘ってもなかなか誘いにのってくれません。そこで、デイケアのなかで非常に力を持っている女性が一人いらしたので、その方に相談してみることにしました。デイケア内ではこの方がなにか言うと、だいたいみなさん、そうねということで従うことが多いんです。そして、おじいさんに亀の散歩をお願いしてくれないかと頼んだんです。すると「そうだね。いつも寝てばかりじゃいかんネ。男は仕事をしないと！」と言って、寝ているＡさんをこーんと起こしにいって、「おじいちゃん、散歩させるよ」と言ってくださいました。

　Ａさんもこの方の言うことはしぶしぶ聞いてくれるんです。それで亀にひもをつけて、さあ、散歩しようっていう段になったんですが、亀っていうのはいつも動いていないんですね。だからひもをつけたままおじいさんじーっと立ってるんですよ。しまいにはおじいさんがしびれを切らせて歩

き出して、亀を引きずりながら歩いている。

　実はこの方もともと農家の方だったんですが、畑仕事がしたいなあと思っていても、もうしんどいなということでなかなか身体を動かさなかった。それがこの亀の散歩がきっかけで、どれどれ畑にも行ってみよう、こんなとこにも畑があったなあということで、行ってくれるようになったんですね。周囲の人間関係をうまく活用して、新たな活動や行動の変容を起こすことも大切な視点だと思います。

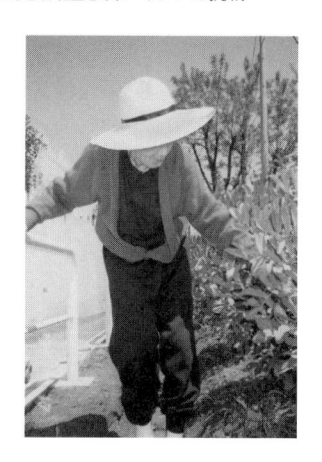

## ●デイケア活動で大切にしていること

　デイケアの活動のなかで常に意識していることは、記憶がとぎれることで崩れそうな生活や思いを、いろいろな手段、関わりを通じて少しでもつなぎとめていられないかということです。

　「ケア」を日本語に訳すと世話ということになりますが、ケアの本質は、その人が主体的に生きていく、自分らしく生きていく状況とは何かということを考えること。そして、目の前の方にしっかりと注意を向け、支援していく仕組みではないかと思っています。デイケアでの関わりは6時間あまり、1日の1/4の時間です。この短い時間でご本人やご家族、親族の方に、どのような支援ができるのか。24時間、1週間、1年を見据えたデイケアでの関わりを、今後も考え続けていきたいと思っています。

# discussion 1

~演者よりもうひとこと~

## 認知症のイメージが変わるデイケア

**石倉**：高橋先生の「小山のおうち」のデイケアのビデオを福祉を勉強している学生に見せますと、「認知症に対するイメージが変わった、これだったらやっていける」とか、「自分のおじいちゃんおばあちゃんが認知症で亡くなってしまった、あんな対応ができていたらと本当に悔やまれる」とか言うわけなんです。認知症にたいする学生の見方を転換し、極端に言えば、認知症になってもやっていけるという希望を持たせてくれるのが、精神科の先生方がやっておられるデイケアなんですね。私はこのような施設ができれば中学校区ぐらいに1つぐらいはあって、福祉の現場とも密接につながって、いろんなアドバイスをしていただきたい、こういうデイケアがもっと増えていってほしいと思います。

## じっと見て考えて動く

**小川**：作業療法の教育では、活動や動作を分析的に見るということをいやというほどさせられるんです。認知症にしてもアルツハイマー型認知症とか前頭側頭型認知症とか、原疾患によって症状の出方や特性があると思うんですが、その特性を知りつつ、1つの家事動作の工程のなかで、アルツハイマーの方であればたぶんこういったところでつまづくということを、分析的に見ていきます。もう手を出すのがいいというときもありますが、なんでもサポートすればいいということではなく、じっと見て考えて動くというのがやっぱり非常に大切です。そのうえで「この方はここでつまづくからちょっとこのへんはサポートしよう」とか、あるいは「福祉用具などで工夫してできないか」とか、なるべくその人の思いにそったかたちでできるような援助をしていく。まずはしっかり見るということで場に臨んでいます。

## 1人で悩まないで

**大塚**：私には父の認知症のことを相談できる、悩みを相談できる家族、そしてまた星野院長、そして星のクリニックの家族会の人たちがいます。認知症で悩んでいる方は多いと思いますが、相談できる人がいるということに関しては私は非常に恵まれていると思っています。今日のこの会場にもまだ一人で悩んでいる方が

いらっしゃるかと思いますが、もう1人で悩まないでください。専門家の方でなくても身近な方でいいと思いますので、話すことによって悩みというのは非常に軽減されると思います。

〜フロアから〜

## 単身者と合併症の問題

フロア1：精神科クリニックのPSWです。うちのクリニックは重度認知症の方のデイケアと同じ施設内に介護保険の通所リハビリを持っております。

すでに介護保険とのすみわけ等もしてはおりますが、地域性もありまして単身の方が非常に多く、そうしますと重度認知症患者デイケアでないと対応できないんです。介護保険のように限度があってはどうしようもないし、単身者の場合、介護保険のサービスをヘルパーさんだとかそちらにいろいろ回さなくてはいけないんです。また服薬管理もできないという問題があって、私たちは医療の優位性をすごく感じております。

それと合併症の方もとても多くて、いままでも透析の方、インシュリン自己注の方、在宅酸素の方などをいろいろ受け入れてきました。いま、おそらくこれからターミナルケアになるだろうと思われる単身の生活保護の方がいらっしゃいまして、これはぜったい介護保険ではやっていけないと思っているんですけれども、先生方はそういう方の対応をどうされていますか。

星野：認知症の患者さんで、骨を折って動けないのに「私は痛くないよ」と言うんですよね。無理やりつれていって手術ということになるんですけど、手術が終わった後も私はなんでここにおるんだと怒っているようなケースもあります。そういう方にたいしてどう医療がきちっと届くかということはものすごく大事なことだと思っています。

ぼくのとこも一生懸命やってるんだけれども、自分のところだけで成り立っているわけじゃないんです。整形の医者がぼくのほうに相談してくれたらできるだけ飛んでいくことを心がけていますし、志を同じくするような訪問看護センターとかヘルパーの施設とかとの信頼関係のなかで、初めて一人一人の認知症の患者さんたちに対するいろんなケアがされていくというふうにぼくは思っています。

だから精神科の医者ももっと一般科にもどんどんいってアドバイスしたり、病院との連携、あるいは介護施設にもどんどん往診にいくということをしていかないと、本当の連携はできないと思うんですね。行政も含めて、この患者にとってなにが必要かということを考えていくということが一番の出発点だとぼくは思ってます。

## コミュニティのなくなった社会で

**フロア2**：大阪で訪問看護ステーションをやっておりますが、現場にいていつも思うのは、たとえばあるおじいさんに18種類のお薬が出ているんです。高血圧、前立腺肥大、パーキンソンにそれぞれ薬が出て、脱水からくるせん妄にリスパダールが出ている。地域のお医者さん同士でも循環器の医者は高血圧をみている、認知症の医者は認知症をみているという具合にばらばらなんです。いったいこの人が暮らしていく上でいまなにが主要なテーマになっているのか、誰も考えていません。それぞれが勝手に出しているから、パーキンソンで歩きにくい、利尿剤出てるから自分で水を制限しちゃう、脱水になる、どんどん医原性の病気がつくらされていくわけです。

いま厚生労働省は一生懸命コミュニティケアのことを言っていますけれども、ドーナツ化現象で、都心のおじいちゃんおばあちゃんは地価が高騰して郊外に移ってということを含めて、実際はいままでの政策上コミュニティというのは破壊されてしまっています。

そういう意味では、厚生労働省がこれまで言ってきた、認知症を理解する人たちが地域でたくさん増えて、かかりつけ医と専門医がちゃんと連携をしながら、入院に関してもちゃんとコンサルティングをしながらやっていくということが、今後どうなっていくのかとても心配です。その辺はいまどうなっているのでしょう。

**石倉**：私はその問題に対して答える用意はほとんどありません。厚生労働省は本当になにを考えているのかと私もたずねてみたいんですが、確かに「2015年の高齢者ケア」という文章を厚生労働省はまとめ、認知症にかなりウエイトをおいた絵は描きましたけれど、いまおっしゃったようにそこに描かれたようには進んでいません。いったいどこに問題があるのか、みなさんも現場でいろいろ問題提起をしていただきたいと思います。

今日お話ししたことの1つはそれに関わることで、重要な役割を果たしていた精神科のデイケアがしぼんでしまい、地域に手を出す余裕がなくなって目の前の患者さんの対応に追われていく、一方で患者さんのほうでも負担が大きくなって、一人でがんばれるところはがんばると、お医者さんのところにいく足が遠のいていくという方向になっていることが、描いた方向に動いていない一つの大きな要因ではないかと思います。その根本の問題をおいてあれこれやってもなかなか進まない、そこを変えないといけないような気がしています。

**三原**：私ども精神科の診療所をやっていて、地域医療を一生懸命やっているというふうに自負しているわけですけれど

も、地域医療のなかではやはり地域連携というものがすごく重要になってくると思います。いまのご意見は真摯にうけとめたいと思っております。

## おわりに〜精神科技法で人間性の回復を〜

**佐々木光（ささき神経科内科クリニック院長）**：認知症の歴史をふりかえってみますと、まあ私の学生時代ですけれども、どうしても「恍惚の人」というイメージです。認知症の人というのはもう家族との関係ができなくて宇宙人になってしまった人だという非常に大きな誤解があって、精神科医療においても同じだったと思います。

そういう認知症の人たちの治療ということを一番最初に考えたのは、熊本の菊池病院の室伏先生がいちばん最初だったのではないかと思います。室伏先生は、精神科病院のなかで認知症といわれる人たちが、だんだん交流が持ててきて問題行動が減ってくると、病棟の中で落ちついて人間的に生きることができるようになるということを発表されました。

次のステップとして、病院の中で認知症の人たちは精神医学的なケアによってずいぶん状態がよくなるんだということが証明されたのです。

その次の段階として島根の高橋先生が、今度は病院の中でなく地域の中で重度認知症患者デイケアをつかいながら、認知症の人たちが人間的な生き生きとした関係をもちながら生きていけるんだという証明をされました。

人と人との関係を復活することができて、その人らしく生きていくこと、それは人間性の回復と言えます。従来の精神科的な技法を丁寧につかうことによってその回復が可能だろうと思うのです。

集団精神療法と、たぶん家族療法—家族との関係で家族を支えながら本人を支え、人間関係を調整していく技法—と、もう1つは地域精神保健活動。行政的には精神障害者の人たちを支えていくために昔からある言葉なんですけど、行政や地域の人がいっしょに連携しながらその人を地域で支えていく活動です。

その3つが有効に生きたならば、認知症といわれた人たちが自分の生涯が終わるまで、地域の中で人と人とのつながりをもちながら生きていけるんじゃないかというのが、今日のシンポジウムを聞いて感じたことです。

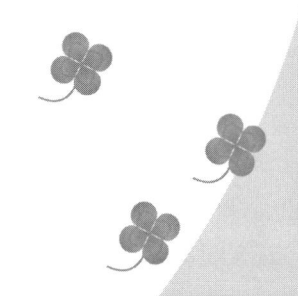

どんとこい！認知症
2008.11.16（日）
於　新宿明治安田生命ホール

2

**特別講演**

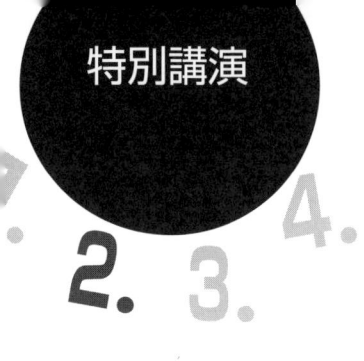

朝田先生のご専門は老年精神医学、アルツハイマー病の臨床一般とうつ病です。2008年4月からは厚生労働省の『認知症の医療と生活の質を高める緊急プロジェクト』の委員もされています。「痴呆症のすべてに答える」など一般の方に向けた著書もおありで、今日はみなさんの参考になる素晴らしいお話をおうかがいできると思います。(三原伊保子)

# 認知症の精神科医療の大切さ
## 早期診断からご家族のケアまで

**朝田　隆** 筑波大学臨床医学系精神医学教授

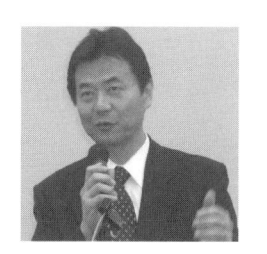

みなさんこんにちは。今日は早期診断からご家族のケアまでということに注目してお話し申し上げたいと思います。

### 認知症が疑われたときにどういう診察をうけるか？

何の科でも一緒なんですけれども、まずは面接をして、体の状況を診ます。筑波大では、神経心理テストやMRI、後ほど詳しく言いますがSPECTという画像で脳の血流を見ます。さらに血液検査、髄液検査、場合によっては脳波の検査をします。

ほかの病気と最も違うところは、ご本人に病識がなくご家族につれてこられていることが多いことです。一応はまずご本人に「どういうことでおみえになったの？」とお聞きしますが、これが難しければ本人の了解を得てご家族の方にお尋ねします。

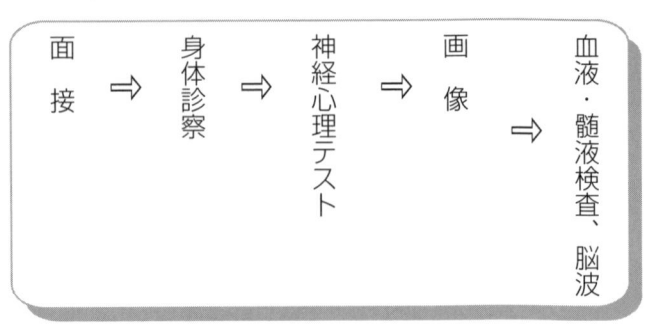

面接 ⇒ 身体診察 ⇒ 神経心理テスト ⇒ 画像 ⇒ 血液・髄液検査、脳波

認知症が疑われるときの診察の手順

**『もの忘れ』の原因は認知症のほかにいくつもある**

　例えば、うつ病の人というのは「心ここにあらず」でぼうっとしていますから、何か言われたり指示されても全然覚えていないことがあります。注意障害といいますが、注意力がないわけです。ですからそれを周りからみた場合、お父さんあれだけ朝言っておいたのにやってないの？　ぼけたんじゃない？　ということになるわけです。うつ病とはきちんと鑑別しないといけません。

　もう1つ鑑別しないといけないことに、視聴覚障害があります。とくに耳が遠い方はよくもの忘れと間違えられます。なぜかというと、耳が遠い人というのは「えっはあ、今何て言った？」と聞くのがかっこ悪いと思っておられます。だから、聞こえたふりをされます。したがって、あれだけ言っておいたのにと、もの忘れに誤解されてしまうことがあるのです。

　耳の遠い方とお話しするときのことについて、東大の耳鼻科の先生がある老年学の教科書にとても素晴らしいことを書いておられました。相手に向かって私の口元を見よと言う。私は相手の目を見る。できるだけ唇を大きく開けてクリアに発音すると、口をぱくぱくである程度何を言っているかわかるので、10言ったうち1しかわからなかった人でも3～4割理解度が高まるというのです。ご参考になさってください。

　こうして、私たちはまず本当に認知症なのかどうかをみるわけです。

## 医師からの質問

　何で来られたんですかということをお聞きするわけですが、例えば「徘徊が激しくて困っている」とか、「昼夜逆転している」とか、「幻視が見えてちぐはぐなことを言われて大変困っている」というふうに、何に困っているかということを明らかにするのは言うまでもありません。

　その上で、軽症なのか、中症なのか、重症なのかということを診るわけです。これは非常に簡単です。日常生活で大抵のことを全部自分でできていれば軽症。ご飯を食べること、あるいはお風呂に入ること、トイレ、みんな人の助けを借りなければできなかったら重症。その間が中等症です。

　また認知症であることがわかったら、アルツハイマーなのか、脳血管性認知症なのかというところを見定めることが一番のポイントになります。治療法が違うからです。

　一般面接では、今まで何か大きな病気をしたことありますか、ご家族に認知症はありますか、というようなことをおたずねして、その上で、じゃあいつごろから変だな、おかしいなと思っておられるんですか、というようなことを聞くわけです。ご家族の主観の違いで、例えば奥さんや息子さんの意見が一致しないことも多いのですが、主立ったエピソードを3年ぐらい前から順々に言ってもらうと、だいたいこういうふうに進んできたなということがわかるわけです。そのことは、アルツハイマー病ではこの

---

**認知症疑いの面接**
**導入～一般面接**

受診理由を聞く(何に困っているのか)
生活状況を聞く(重症度をたしかめる)
既往歴を聞く
家族歴を聞く

---

**認知症疑いの面接**
**中核面接**

発症時期はいつか
経過を聞く
内容を聞く
基礎疾患はなにか
(アルツハイマーか、脳血管性か)

ぐらいのスピードで進んでいく、脳卒中による認知症であればこういうふうに進んでいくという、病気本来のある種のパターンがあるので、そういうものを察する上でとても有効なわけです。


〈炊事・買い物・掃除・洗濯〉

　現在の生活状況を聞くのは、介護保険の申請書、主治医の意見書を書くときに有用だからです。例えば女性の場合、炊事、買い物、掃除、洗濯とのなかで一番最初にできなくなるのが炊事、買い物です。最後までできるのが洗濯です。乾いた洗濯物を取り込んでそれを畳むぐらいのことは、かなり認知症がひどくなってもできます。

　ですから、炊事、掃除、洗濯、何がどれくらいできているかでだいたい重症度がわかります。あまりおいしくなくてワンパターンだけれども一応食事は作れているとなると、まだまだ軽いなと思いますし、洗濯物も最近取り込まなくなりましてねと言われたら、これはかなり重いということにもなるわけです。


〈テレビ番組は何をみているか〉

　よくNHKの連続テレビ小説をみていますかと聞きます。3年ぐらい前まではみていたけど去年ぐらいからみないかなと言われると、なるほどと思うわけです。どうしてかというと、記憶力が悪くなって昨日までのストーリーが頭に入ってなかったら、何だか訳のわからないことを言って面白くない、こんなテレビ、と言って消すことになるわけです。

　認知症が進んで最後までわりと熱心にみられる番組というのは、歌謡番組と相撲です。どっちも、何も覚えている必要がなくて目の前の光景を楽しんでいたらいいわけです。

　その中間が『水戸黄門』です。なぜかというと、水戸黄門は相手がなんであれ、最後にこれが見えるか、へいへい参りました、というわけだから、

ストーリーはともかく、まあまあ何となく楽しんだような気になれると。

そういうことで、みておられるテレビ番組からもある程度、重症度が想像できるということです。

## 簡単なテスト

本当は『長谷川式テスト』というのをしっかりやるべきなんですが、時間がない場合、次のテストがどれくらいできるかによってだいたいわかります。

〈サクラ、ネコ、電車〉

今から3つ物の名前を言いますから、私が言い終わったらあなたは付いて言ってくださいね、と言って「サクラ、ネコ、電車」と言います。これは誰でも言えます。

「そうそう、よく言えましたね、後で思い出してもらうからしっかり覚えていてね」と言ってから、「では算数を行ってみましょう」と注意をそらします。「100から順番に7つ引いてください。はい、93、その次は84ですね。よくできました」次に「私が1、2と言ったらあなたはその逆、2、1というふうにおっしゃってください」と言って、6、8、2、3、5、2、9と。これで十分注意をそらしておいて、「さっきあなたに3つ覚えてくださいと言ったけど、あれは何だったか覚えている？」と聞くわけですね。

サクラ、ネコと出て、もう1個は出ないという場合、それは乗り物なんですよと言って電車と出れば

\* 改訂長谷川式知能評価スケール
口頭質問により、短期記憶や見当識（時・場所・時間の感覚など）、記銘力などを点数化し合計点数で「痴呆かどうか」「痴呆ならどの程度か」を判断する。30点満点で20点以下は痴呆の疑いあり。医療福祉現場で広く活用されている。

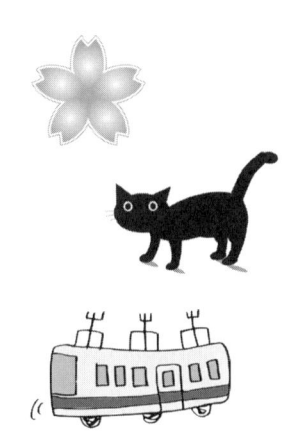

いいんですが、電車と出なかった、あるいはサクラ1個は言えたけど、ヒントを出してやっと、ああ、ネコだ、電車だと言えるぐらいですと、うーん、ちょっと怪しいなと。この辺がだいたい足切りというか分岐点になります。

〈手遊びテスト〉

　これは私がさらに時間のないときに好んでやるテストです。まずこうやって手をたたいてもらう。これは誰でもできます。できたら今度はこの画面になるように、真ん中の3本を外して、この2本をこうやってもらうんですね(A)。認知症が進行すると、こういうふうに自分の体を思い通りに操る能力が下手になります。だから、これはこうだからチューリップなのよと言っても、この5つをこうやってくっつけておられたり、私がやっている手つきとは違う手つきをされます。

　もう1つ大切なのは、レビー小体型認知症という病気があって最近とても注目されているんですが、レビーの人って手が震えるんです。こういう手遊びの手のかたちで震えだす人が少なからずおられるんですね。そういうものを見つけ出すのにいいなと思っています。

　次にこうやって回してもらいます。親指と小指をくっつけるように回す(B)。アルツハイマーにしてもレビーにしても、体を回転させる能力が下

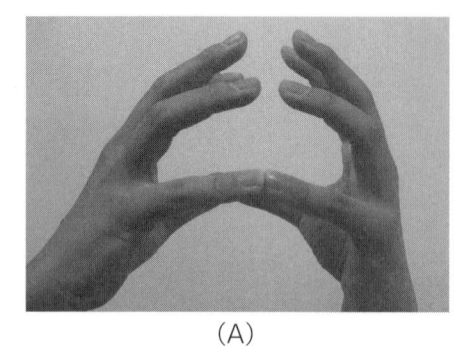

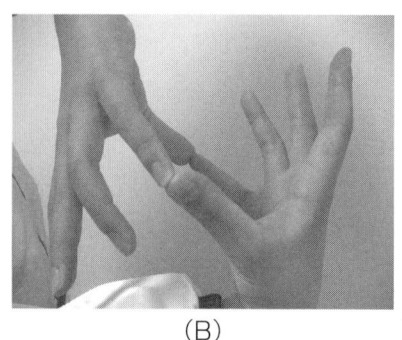

(A)　　　　　　　　　　(B)

手になります。ですから、回すんですよと言うと一生懸命こう回している、あるいは人によって体を回している。これだけのこと？と思われるでしょうけれども、できないことがあります。

　これで傷ついてもらったらいけないので、指の体操をします。こうやって手を回す能力と指をくるっと回す能力とは全然別で、これは単なる運動神経なので大抵できます。それで、やった、できた、すごいと言って褒めて帰します。でないと、できなかった、ショックだということになって、あの医者へは二度と行かないということがしばしばありますので。

〈クロックドローテスト〉
　よく好まれるテストです。紙を1枚出して大きな名前を書いてください、そこに時計の文字盤の数字をみんな書いてください。書かれたら、いいですか、11時10分を指しているように短い針と長い針を書き加えてくださいね、と言います。

　そうすると、これは実際に患者さんの例で代表的なんだけど、長針と短針の位置関係が逆です。それから、10分も2に向かわないで本当に数字の10に向かっちゃうんですね。人によっては、えーい、面倒くさいと言って、数字で11時10分と真ん中に書かれて、できたという感じの方もおられます。こんなことがと思われるでしょうけど、比較的軽度のうちからこういうことができなくなるんです。

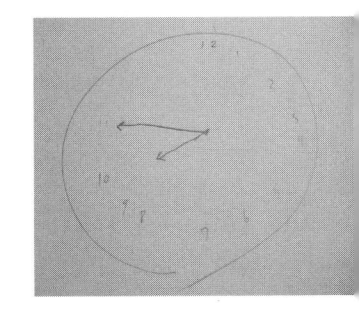

### 認知症の脳

これは、脳を真っ二つに真ん中から割って、こっちが額、こっちが後ろ頭になります。ここに海馬とか海馬傍回と書いてありますけども、この辺が一番大切（図1）。

認知症になると、さっき食べたご飯は忘れているけれども、何十年前のことはえらく詳細に覚えていてびっくりすることがあるということをよく言います。記憶と一言で言いますが、さっき食べたご飯の記憶、さっき聞いた話の記憶を一時貯蔵しておく場所と、60年前にあのとき誰とあそこへ行ってこういうことをしたということを覚えている場所が違うからです。古い記憶は簡単にいうと頭の上の方に残されています。それに対して今食べたご飯なんていうのは海馬に残されているわけです。

帯状回、楔前部というのはあまり知られていませんけれども、実はこれが記憶においては最も大切だということがわかってきています（図2）。

というのは、大脳の表面を皮質と言いますけども、皮質と海馬とを結ぶケーブルがあるんですけども、そのケーブルはこの帯状回後部、あるいは楔前部で繊維を中継しているんですね。実はアルツハイマーになると、脳の血流が一番最初に下がるのは、この楔前部とか帯状回後部であって、海馬あたりはまだばっちり血流が流れていると、むしろ人によっては血流が多いかもしれないということがわかってきていて、この帯状回後部、楔前部というのは5～6年前からとても注目されるようになりました。

### MRIとSPECT検査

MRIとSPECTというのが、昨今、特に初期とか軽度とか診断を決める上で重要視されるわけですけども、私たちがこれをどう使っているかということを簡単にご説明します。

MRIというのはこういうふうに、水平に頭をひゅっと切って見ます。

特別講演 2

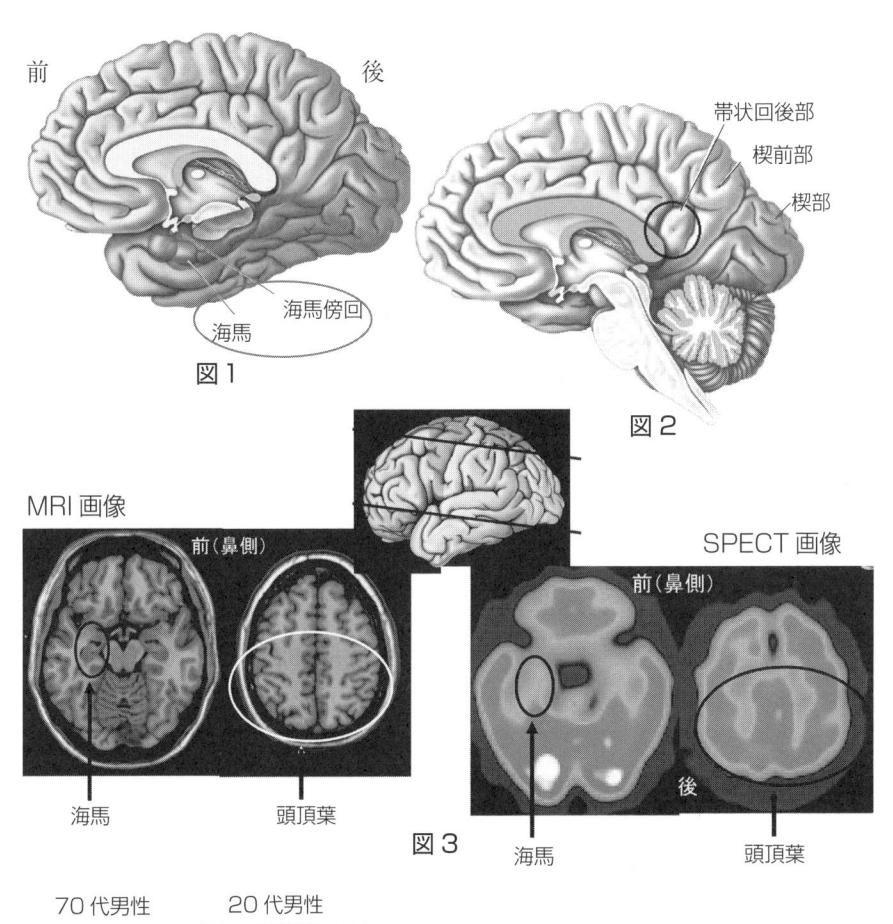

図1 — 前 / 後、海馬傍回、海馬

図2 — 帯状回後部、楔前部、楔部

図3
MRI画像：前（鼻側）、海馬、頭頂葉
SPECT画像：前（鼻側）、海馬、頭頂葉、後

図4
70代男性　20代男性

海馬がやせることにより、髄液の流れる場所が大きくなる

頭頂葉がやせることにより、脳のしわとしわの間が大きくなる

CTスキャンは水平にしか切れなかったんですけども、MRIは縦だろうと横だろうと前後だろうと何でも切れちゃうので、どこでも見たいところを見られます（図3）。
　MRIを使うことによって脳の形を評価、たとえば脳はやせてないだろうか、脳梗塞なんかないだろうかというようなことを見るわけです。
　（1）全体に脳のやせはないだろうか、
　（2）特に海馬はやせてないだろうか
　（3）血液が十分に行き届いていないところ（脳梗塞等）はないだろうか、この3つがポイントになります。

　20代と70代の男性の脳をならべてみましたが、海馬が小さくなると、丸で囲んだところのすき間がびーんと広がってくるわけです。その大きさを見ることによって、この人は海馬はばっちりだとか、かなり委縮しているということがわかります（図4）。
　それから、よく言われる、偉い人ほど脳にしわがたくさんあるというのは大うそです。しわがたくさんあるということは脳がやせているということです。
　SPECTでは、頭頂葉での血流低下がないか？　帯状回後部・楔前部での血流低下がないか？　海馬での血流低下がないか？　を見ます。これはカラー画像で、ピンクや赤だと血がたくさん流れていて、黄色とか黄緑とか青になると血流が少ないということになります。MRIより判断が難しいので、コンピュータ解析で血流が下がっているところだけ色付きで示すことによってとらえやすくする方法が開発されています。

## アルツハイマーの薬物療法と非薬物療法

### 治療薬

　アルツハイマー病の治療薬としてはドネベジル（アリセプト）があります。従来は3ミリと5ミリだったんですけども10ミリ以上というのも出てきて、重症の方には使われるようになっています。

　こうしたアリセプトに代表される今流通している薬剤は、コリンエステラーゼ阻害薬と呼ばれます。

　軽症から中等症のアルツハイマー病に効いて、1年間は現状を維持します。誰からみても明らかに効いているというのは2割弱。残り8割は、そんなに目にみえてどんどん悪くなっていかないからよしとしよう、というぐらいのところですね。

　副作用はそんなに厳しいものはないんですけども、1割から2割の方にむかつきや食欲不振、便が緩いとか、そういう消化器系の症状が出ます。3ミリより5ミリ、5ミリより10ミリというふうに、たくさん飲むと効果がそれだけ出ると言われています。

### 非薬物療法

　お薬以外のものを使ってその人を活性化したり、情緒不安定なのをよくしたりという治療法も行われていて、それぞれに効果があると言われています。特に有名なのは芸術療法とかレクリエーション療法です。本当に効くの？と思われるかも知れませんが、最近効果が実証されています。例えばリアリティオ

*リアリティオリエンテーション
日付や季節、今いる場所がわからないなどの見当識障害を解消するための訓練。

**バリデーションセラピー
患者さんの非現実的な訴えも傾聴し、その体験の意味を受容する、アメリカで開発された認知症者とのコミュニケーション術

リエンテーション*という方法ならば、少なくとも短期間であれば記憶の改善、あるいは行動面のある症状に対して少しは効くと言われています。

　私が知っている範囲ですが、一番効果が実証されているのは、デイケア、デイサービスです。デイケア、デイサービスに通っている人は利用しない方に比べて、さまざまな機能や知能、予後でみていっても、いい結果が出るということが世界各国で示されています。

　とくに、日本で行われているもののなかでは回想法がよいとされています。例えば「今日は小学校時代ということで皆さん、お話をしましょう」と言って連想の輪を広げていくものです。

　バリデーションセラピー**もとても注目されているんですけども、まだ歴史的に浅く、その効果は実証されていないようです。

### 軽度認知障害

　軽度記憶認知障害（MCI：mild cognitive impairment）とは簡単に言うと、アルツハイマー病の前駆段階、あるいは超早期のアルツハイマー病です。

　さまざまな認知症状の根本治療薬の開発が世界で盛んに行われていますが、将来有望な薬ができたとしても、ある程度以上に進んでしまったらだめで、年齢相応のもの忘れか、あるいはアルツハイマーの始まりなのかがよくわからないくらいの早期で用い

ないと効果が期待できないということがわかってまいりました。いかにして早く認知症を感知して治療を始めるかというところがポイントだということです。

MCIには5つの条件があります。「主観的なもの忘れの訴え」「年齢に比し記憶力が低下（1.5SD以下）」「日常生活動作は正常」「全般的な認知機能は正常」「認知症は認めない」。一番大切なのは年齢に比べて記憶力が落ちていること。計算とか理解力はいいんだけれども、記憶の検査だけが、同年齢同学歴の人と比べたときに、100人中びりから7番目以下の成績だと。悪いのは記憶だけであって、よって認知症とは言えないという状態ということです。

ご自宅で暮らしておられる65歳以上の方の5％弱くらいがこうした状態にあると言われていますが、この人たちを4年間追跡していくと、半分の人が認知症に進んでいくと言われています。

## MCI状態で気づかれやすい兆候

〈記憶障害〉

「最近のエピソードを忘れている」「同じ質問、話をくり返す」「置いた場所、しまった場所を忘れる」「今何をしようとしていたかわからない」。具体的には、さっき食べたご飯を忘れたり、蛇口の締め忘れ、スイッチの消し忘れということですね。

今何をしようとしていたかわからないというのは、私もしょっちゅうあります。2階へはさみを取りに上がったのはいいけど、2階に着いたら何しに来たんだかわからない、下に戻ってみて、そうだ、と思い出せるうちはいんだけど、それが思い出せなくなると、うーん、いかんねということになるわけです。

> **MCIの徴候**
>
> 最近のエピソードを忘れている
>
> 同じ話をくり返す
>
> 置いた場所を忘れる
>
> 今何をしようとしていたかわからない

〈時間の見当識障害〉

「日付や曜日がわからなくなる」「どれくらい前のことかわからない」。いつ誰とどこで会ったか、時系列で並べるということができなくなります。

そのほか「疑いやすく、怒りっぽくなる」「話をしていると、何となく応答がとんちんかん」。あるいは、そうそうわかってるわかってると「ぼろを出さないためにつじつま合わせをする」ので、さっき言ったのと矛盾するじゃない？　要するに作り話じゃない？　ということがしばしば起こってきます。当然、複雑な話は理解ができなくなります。

〈意欲の低下〉

特に長年の趣味をやめたというようなのはいけません。いろいろ趣味のあった方が全部去年やめちゃったということになると、これは相当、認知症が疑わしい。気力が続かなくなるんですね。1年や半年やった趣味ならともかく、20何年、30何年やったものをやめるというのはやっぱり相当パワーが落ちてきているという証拠です。

本当はこうしたMCIの状態でもし患者さんがおみえになったら、正直なところを答えるのが医者の役割だとは思うんですけども、実際にはなかなかむずかしい。

なぜかというと、あなたは半分の確率でこれから4年以内に認知症になる危険性があります、と言わ

れたら普通はもうそれだけでノイローゼになります。むしろわざわざもの忘れ外来にみえるということは、「いや、心配ないですよ、あなたは年のせいだから安心して帰って」と言われたいがために来ている方が本当は多いわけで、あなたは認知症予備軍ですなんて言われたくないわけです。それを単にテストをやって「あなたはMCIに該当します」などといったら、これは相当に大変なことになります。MCIの段階でみえた方にどうやって説明をするかというのは、かなり慎重さを求められる問題です。

## 根本治療薬の理念

さて、そうしたMCIの状態できちんと打診ができ、ご本人もぜひ治療をということになると根本治療薬ということが求められるわけです。

今、アルツハイマー病の原因としてはアミロイドというものが一番注目されています。アミロイドというのは皆さん方全員が自分の頭の中に持っておられるんです。ところがアルツハイマー病を発症する前はアミロイドはうまく新陳代謝されていて体の外へ出ていき、脳の中にたまらないようになっているのが、アルツハイマー病というメカニズムがいったん走りだすと、1個が10個、10が100、100が1,000という感じで、だんだん脳の中にたまっていきます。そのたまっていく過程で神経細胞を殺して認知症症状が出てくると考えられる。だから根本治療薬というのは、この流れを止めてあげるというところが狙いです。

アリセプトのような薬を、例えばこの時点で飲んだ人はちょっとよくなって1年間ぐらいは比較的いい状態を保つわけです。ところがもし薬を飲まなかったら、一直線にどんどん落ちていきます。仮にお薬を飲んだ人でも1年がたったところで、この薬を飲んでも効果がなくなったからと言ってやめたとすると、たちまち薬を飲まなかったときと同じコースに落ちていってしまうわけです。要するに、これは対症療法薬*。おなかが痛いと

\* アルツハイマー型認知症への対症療法薬については2011年、アリセプトと同系統の薬でレミニール、イクセロン・リバスタッチが発売になった。作用のメカニズムが異なるものとしてメマリーという新薬も出ている。詳しくはp.13参照。

きに腹痛止め、熱があるときに熱冷ましを飲んでいるのと一緒です。

それに対してモディファイング薬というのがありまして、モディファイングというのは「変える」という意味なんですけども、病気の自然経過を変えるという意味でモディファイング薬という呼称になっています。

これはアメリカの食品医薬品局というところが出した概念で、これからの認知症の治療薬などは単なる対症療法薬ではだめなんです。いったん飲むとその病気の真の経過を変えちゃうぐらいのパワーのあるお薬でないとだめなんだということを言っているわけなんですけれども。そういうものを目指して、今、世界中の会社がアルツの薬を作ろうとして、しのぎを削っているわけです。

**アミロイドワクチンストーリー**

アミロイドそのものを最近では写すこともできるようになっていて、PIB（ピッツバーグ・コンパウンド・ビー）といいます。血流じゃなくて脳の中にたまったアミロイドそのものまで画像にできるようになっています。だから、ワクチンのような根本治療薬でいくと、その治療の効果がたちどころにわかるわけです。

ワクチンについて説明しますと、たとえばはしかとか百日ぜきなどにいわゆる予防注射をしますね。予防注射の原理は、そうした元の病原体を弱毒化し

たもの、要するに毒性を弱めたもの、あるいは病原体の体の一部をちょん切ったもの、それを体の中に注射してあげるわけです。そうすると免疫機構が認識して、どうもこいつは悪いやつらしいぜということで覚えるわけですね。

そうすると、例えば本当に、はしかならはしか、百日ぜきなら百日ぜきの病原体が侵入してきた場合、人間の体の免疫がこれを覚えていて、さあ、悪いやつらが来たぞ、ということでたちまち出勤するわけです。出動して捕獲してしまうということで、弱くした病原菌を体内に入れて覚えさせておくと病気にならないというのが予防注射の原理です。それと同じことを、脳の中にたまるアミロイドについてもやっちゃおうということを考えだした人がおられるわけです。

要するに、アルツハイマーになる前、30歳なら30歳でアミロイドをまず注射しておく。そうすると、免疫機構は、こいつがアミロイドだ、ということを覚えてくれるわけです。そして、それがある程度の年齢になってぽちぽちたまり始めたら、それ行けということで、脳の中にたまり始めたアミロイドを捕獲しに行く。そして、はい、みんな消えましたというストーリーが、アミロイドワクチンというものの考え方です。これを作っている製薬メーカーが世界中に三十いくつあると聞いています。

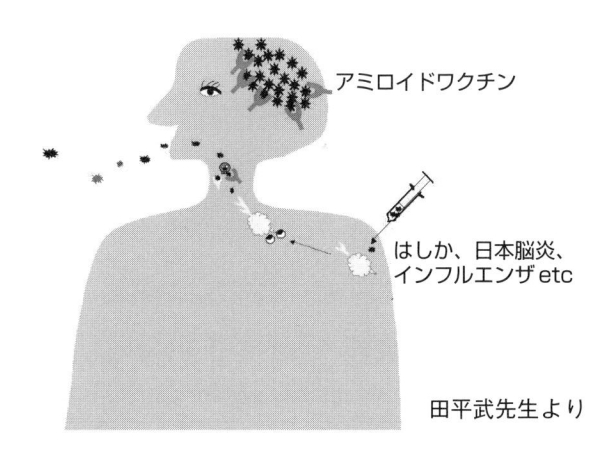

アミロイドワクチン

はしか、日本脳炎、インフルエンザetc

田平武先生より

## 認知症介護にひと工夫　外来でアドバイス

　いろいろの理由から、認知症の方を介護される人はとてもつらい思いをされています。認知症を診るお医者の中でも、精神科はソフトな部分のサービスの部分をしているところがありますので、なるべく今日帰ったら即役に立つような情報を教えてあげたいということを願っているわけです。

### ご夫婦でお料理を

　身体で覚えること、例えばお料理でみじん切りにするとか、いためるとか、そういう手先のことはかなり認知症が進んでもできるものです。上手にぽんぽんぽんと切れたりします。インターネットをやる方だったら「Yahoo！」というページがあるのをご存じだと思うんですけど、「Yahooグルメ」というところに、肉じゃがとか、カレーライスとか、簡単にいろいろな料理の作り方がでてきます。女性の認知症の患者さんで、ご夫婦お２人の場合。お父さんはそういうのを全然できなくても、例えば、牛肉を食べやすい大きさに切ってごらんとか、ほらジャガイモの皮をむいてごらんとか、しらたきを煮てごらんと、横でああだこうだと、指示ができるわけですね。ですからご夫婦で協力し合いながら、今の奥さんの能力でできなくなったものを作ってみましょうよと、お勧めしています。

### もの忘れ対策

　カレンダーに書くとかメモをしておく、手帳に書いてしょっちゅう見るとかいうのは、たいがいだめです。なぜかというと、必要なときにそこを見ないから、書いただけで終わっちゃうのが普通。そこでこれ（写真）をお勧めしています。
　このビニールの透明の板、これが工夫なんです。ホームセンターへ行くと売っていますので、自分のところの食卓の寸法を測っていって、裁断して

> **認知症ケアを考えるポイント**
>
> **認知症が進んでも、身体で覚えていることはできる**（p.45 参照）

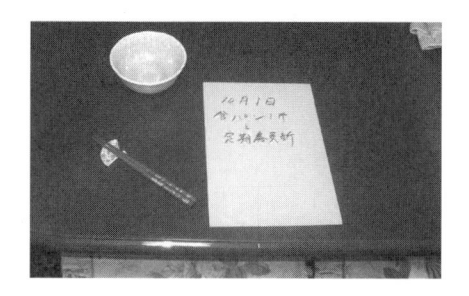

もらって、それをまず食卓の上に置きます。例えば広告の裏なんかに、自分は1日は食パンを1斤買って、定期券を更新するんだということを書いておいて、これを10日前ぐらいに挟んでおくと、さすがに忘れません。ああ、今日がその日だ、やらなくちゃ、ということになるわけです。

> **認知症ケアを考えるポイント**
>
> **カレンダーや手帳などへのメモは、書いただけで終わってしまう**

大切なことは終わったらすぐ捨てること。認知症の人はやったかやらないか覚えていないので、済んだら即、周りにいる人が「はい、ごみ箱」と言ってあげること。こうしておくと、本当に重要なことは結構抜けません。これも1つの方法として、1,000円もあれば十分お釣りがくるぐらいのものですのでご紹介しました。

## 尿意対策

これもよく聞かれる話です。家ではいいんだけど病院などに行くのは大変、しょっちゅう尿意を訴えるんですと。病院の中ならいいけど、車の運転をしているときにそれを言われると困ってしまうんですと。また、トイレに入るのはいいんだけど、出てこられなくなる人がしょっちゅうありますので、身障

> **認知症ケアを考えるポイント**
>
> **外出先の障害者用トイレの場所はチェックしておきたい**

> **TOPICS** 静岡県は、介護中であることを示すカード「介護マーク」を全国で初めて作製しました。
> ーこんなときにー
> ○介護していることを周囲にさりげなく知ってもらいたいとき
> ○駅やサービスエリアなどのトイレで付き添うとき
> ○男性介護者が女性用下着を購入するとき、等
> 介護者はカードが入った透明なケースを首から下げたり、必要なときに提示して使用します。
> 　静岡県は「公益社団法人 認知症の人と家族の会」と協力し、全国への普及を進めています。
> （問合先：静岡県長寿政策課　電話 054-221-2336）

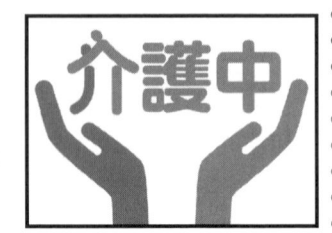

者用のトイレがあるところをチェックしておくことが不可欠です。病院や公共建造物、高速のパーキングにはたいていあります。身障用のトイレならのびのびとできて、しかも男女別はありません。

しかしこんなものがあるほうが少ないわけで、奥さんを男性用の大便トイレに連れて行って、そこで用を足してもらうということがしばしばあるわけです。「あれも変な顔をされるんですよ、お前、何者だという顔で見られてこっちもどぎまぎしちゃうんです」ということをよく言われます。

そのために、介護保険の要介護いくつであるとか、あるいは何とか病院に認知症の診療に通っていますとか、いろいろのことで証明書を書いてもらわれるでしょうから、そういうものを１つコピーを取って、いつも財布や免許証の中に入れておいて、外出のときには必ず持って行く。何か言われたら、水戸黄門じゃないけどこの通りだと見せれば誰も文句はあるまいと、そのようなことをお勧めしています。

### トイレ誘導のこつ

もう１つは、トイレ誘導ということがあります。施設のスタッフの方は、この方はよくトイレを失敗するから１時間ごとにトイレに誘導するとかということがあるんですけども、１時間なら１時間と定まった間隔だとだめ

特別講演2

> **認知症ケアを考えるポイント**
>
> 抗利尿ホルモン分泌のリズムを知っておくと、トイレ誘導のこつがわかる

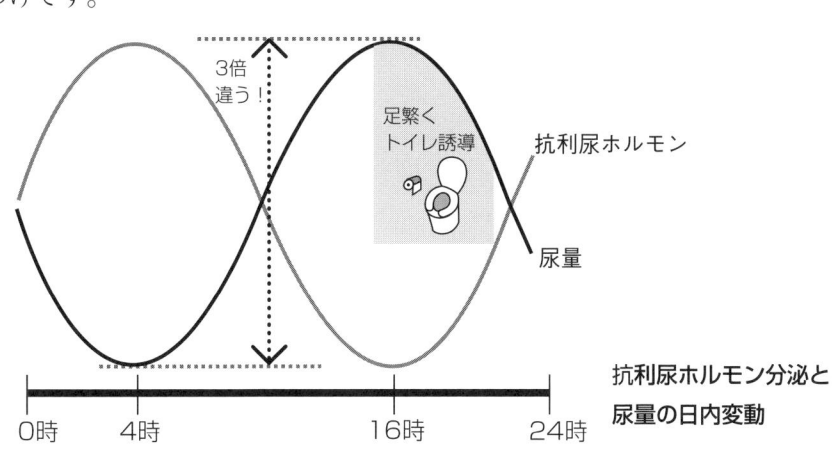

なんです。人間の体というのは、仮に1時間に100CCずつ水を飲んでいったとしても、一定の割合でおしっこができるわけではないんです。

　抗利尿ホルモンというおしっこが出ないようにしているホルモンがあって、こういうサインカーブを描きながら毎日分泌されているわけです。人間の体というのはよくできていて、夜明けの4時という一番しっかり眠っていたいころには抗利尿ホルモンがいっぱい出て、しょっちゅうトイレに立たなくて済むようになっています。ところが夕方の16時とか17時とかになるとこれがぐっと減るので、同じだけ水を飲んでいてもおしっこはたくさん出るわけです。3倍も違います。

　ですので、午前中はそんなにしょっちゅう行かなくても、2～3時間に一度行けばいいぐらい。しかし3時を過ぎたあたりから夜の8時ぐらいまでは1時間に一度とか、足しげく通うぐらいのことになるわけです。

抗利尿ホルモン分泌と尿量の日内変動

## 医師や看護・介護職員の知らない家族介護者の知恵

　実はこうしたいわゆる問題行動とか日常生活の中で困り事に一番いい知恵を出しておられるのは家族介護者なんです。今それをまとめて本[*]にしようとしているところですが、ものすごくいい知恵が出てきます。それをいくつかご紹介したいと思います。

　Q－夕方デイサービスから帰ってくると落ち着かず、何かをしようとして家の中を引っかき回し始めます。このようなとき、止めてもまた同じことを繰り返してしまうのでどうしたらよいのでしょうか。

　A－何か本人が興味を持って集中できるものを与えて気持ちを落ち着かせましょう。私の母の場合には、自分のことを書いた文章です。その文章を少し読ませて時間稼ぎをしてお風呂に誘うと、何の抵抗もなく一緒に風呂に入ってくれます。

　風呂の中では、近所の人が聞いているので内緒話で話そうねと言って、本当に小さい声で会話をします。そうすると、落ち着いてきてわがままを言わなくなるので不思議です。家族も本人も、風呂に入ることで気持ちの落ち着きを取り戻します。小さな声で会話をするのはよい結果を招いたと思われます。風呂から出ても、内緒話の小さな声で会話をしておとなしくベッドに入ってくれます。

　これは、さまざまな場面で応用できるかもしれません。私の小さな声に応じて母が小さい声で話をし始めると、私もいつの間にか本当に落ち着いています。小さい声で話すということは、感情の起伏を抑える何らかの効果を持っているのかもしれませんね。

[*]「こうして乗り切る、切り抜ける認知症ケア」　新興医学出版社、2010.3

Q－父親の認知症の介護を始めて半年になりますが、時々夜中に起きてみると、父親が排泄物を壁に塗っているのを目撃してしまい、気が動転してしまいます。このようなときどう対応するのがよいでしょうか。

A－まず何をするのか－－深呼吸をする、何度かする、これがポイントです。すぐに処理に掛かってはなりません、お互いに動転しますから。

－そのとき本人をどうさせておくのか－－要するに、汚れている手はもちろんのこと、できるだけ体を動かさないようにする。例えばジュースを与えて、ほらお父さん飲んで、このジュースおいしいよ、と言って、本人の手を出そうとするのをやめさせることがポイントです。

－では、私は何をするのか－－速やかに何も考えずに処理に入ります。そのときに重要なことは、排泄物で汚れた衣類を洗濯に回すのか、捨てちゃうのか、瞬間的に判断していくことです。

これは実際の介護者の相当苦労されている方の回答です。

Q－食事のときに出した物を必ず残します。栄養のバランスを考えていろいろな物を少しずつ出しているのですが、どうしてもだめです。

A－1つの丼にご飯とおかずを入れて混ぜてしまえば完食できます。きれいに5つ並べてもそれがわかってもらえないなら、大きな器で1つの方がいいんですと。要は見た目をきれいに盛りつけるか、中身を重視して栄養のバランスを考えるかです。

僕は１点集中風と呼んでいるんですけど、認知症がある程度進むと、５つ皿があってもどれか注目が行って１つだけ、ご飯ならご飯、このおかずならおかずだけを食べて残り４つに目が回らない、気づかないということがしばしばあります。これ認知症の介護をされた皆さんおっしゃいます。

Ｑ－うがいをするときいやがり、１～２回程度おざなりでワーワー、終わりという感じでしかしません。これでは効果がないのでどうしたらいいでしょうか。

Ａ－どこの家にでも天井にはしみがあると思います。天井のほうを向かせて家族がしみの数を数え、同じことを本人にもやってもらいます。そうすると、オーオー言いながらやりますから、うがいになります。

これはすごいなと思いました。やっているところを見せてもらいましたら、本当にうがいになっていました。

Ｑ－買い物に行くと見た物を何でもかごに入れてしまい困っています。家に帰って買った物を見せてあげると、そんな物はほしくないと言って見向きもしません。本当は買い物に連れて行かなければよいのですけど、それではかわいそうと思い、本人の気分転換にもなるのでつい一緒に行ってしまいます。本人の気持ちを尊重し、むだな買い物をしないようにするにはどうしたらいいでしょうか。

Ａ－これは悩むほどの問題ではありません。本人はすぐ忘れてしまうんだから、かごに入れた物を即、元の場に返していけばいいことです。かごには１つだけ残しておけば十分です、本人は品物に触ったときだけが欲しいときなのですから。

これもすごいですね。

> Q－食事のときにお茶をよくこぼします。これを防ぐにはどうしたらいいでしょうか。
> A－一般に左側にご飯、右側に汁物を置くと思います。ところが、そうすると、右利きの人がおかず類を取ろうとして右手を使うときに汁物に触ってこぼしてしまうんです。これを防ぐには、右利きの人は左側に汁物を置けばいいのです。

やっぱりしょっちゅうしょっちゅうこぼされると、相当うんざりされるらしいですね。またかよという気持ちになられるらしいですけども、要するに、右側にご飯を置いておけば、ご飯なんか倒したってもう1回手で入れりゃいいんだから、極端に言えば。それで済むでしょうということを言っているわけです。

これには別の回答もあります。

> A'－左から右に向かって食器の身長の順番に並べるといいでしょう。そうすると、絶対ということではありませんが、こぼす確率は極めて減ります。

人の性格にもよるし、重症度にもよるし、いろいろなファクターがあるでしょうが、そんなことを踏まえながら、少しでも介護される方が本当の意味で楽になる介護者の知恵というものを、今探っているところです。

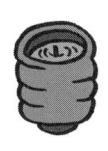

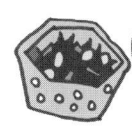

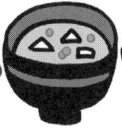

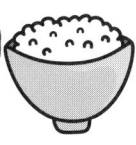

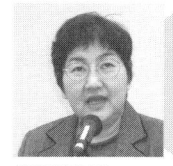

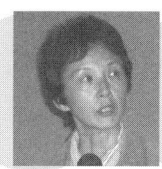

# シンポジウム　重度認知症患者デイケアの意義

認知症は、単に診断してその後はお薬を出して、あとはケアに任せればいいというのではありません。実は診断した後、もちろんお薬も必要ですが、医療的なかかわりがとても大事なんです。

重度認知症患者デイケアの「重度」とは、認知症が重度だという意味ではありません。徘徊など、認知症の方たちが示される行動障害や精神症状が著しいという意味で「重度」という言葉を使っています。

今日は、そういう患者さんたちのためのデイケアを行っている私たち精神科診療所の4つの施設と、そしてご家族からの報告です。

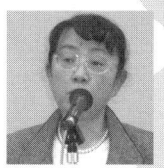

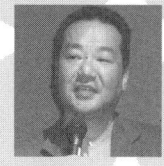

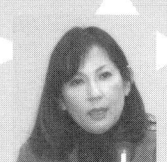

河口礼子　　宋仁浩　　児玉涼子

廣澤美佐子　　野津美晴

## 2.1 重度認知症患者デイケアの意義

# 認知症者へのサイコドラマ

河口礼子
岡山県・河口クリニック
精神科医

　私を認知症治療に導いてくださったあるお年寄りのご紹介と、当院重度認知症患者デイケアで行っているサイコドラマを中心にしたグループワークをご紹介したいと思います。

## ●ある認知症のお年寄りとの出会い

　私が精神科クリニックを開設した昭和62年当時、認知症に関心を抱いている医師は少なく、認知症になってしまうとなすすべはないといった風潮でした。

　開業して4年ほどたったころ、保健師さんよりある認知症のお年寄りの往診を依頼されました。足首をねんざして動くことも困難な方で、入院を勧めてほしいとのことでした。

　大正3年生まれで当時77歳の女性。終戦直後に夫と長男を亡くし、看護師、養護教諭として1人で生き、退職後は茶道、華道を教え、ネコを家族代わりに生活しておられました。67歳ごろからもの忘れがひどくなり、茶道、華道の教授を自ら辞められましたが、74歳ごろ、警察署へネコが殺されると再三電話をかけ、保健所からの訪問が開始になりました。銀行に日に30回電話をかけ、「通帳がなくなった」「ネコ殺し」などとわめき散らして業務を妨害し、電話を止められるはめになっています。1人暮らしは無理だということで老健施設に入所しましたが、「こんなところにいるくらいなら首をくくって死んでやる」と騒いで、わずか4時間で退所になったのが往診開始2カ月前のことでした。

入院を勧めましたが「入院するぐらいなら首をつって死にます」と譲らず、往診と訪問看護、訪問介護を実施することになりました。

平成5年2月にデイケアに参加されるまでの約1年半、頻回に往診しましたが、この方とのやりとりで私は認知症についてずいぶん考えさせられました。ならないに越したことはないけれど、なったらなったでそれなりに乙なものだと。

「私はいったい何歳になったのでしょう」「77歳ですよ」「それじゃ喜寿じゃありませんか。いやだわ、そんなにおばあちゃんになったなんて」「ところで先生、私はいったい何歳になったのでしょう」と延々と繰り返される会話。それほどひどい記憶障害があるにもかかわらず、私の3歳の娘に「まあ、なんてかわいいお嬢ちゃん」とほおずりし、とても認知症には見えない、感情豊かにあやすしぐさに感動を覚えたものです。

84歳のときにご本人が書かれた手記です。そのときのお気持ちを書いていただきました。

「独り居の中から何かあるものを引き出しにしてみたいと思った日もありましたがいっこうにだめでした。何をどうすればといらいらとした日もありましたが、元のもくあみでした。これから後、先生に何かを教えていただけることによって、今少し生かされていけるものと信じています。今の心の動き、どうぞおしかりくださいませ。今はただお願いをのみ申し上げます。お許しくださいませ。」

これを書かれた直後に少し質問をさせていただきましたが、ご自分が書かれたことはまったく覚えておられませんでした。

平成10年6月に胆のう結石と早期胃がんが見つかり、手術を受けられました。入院中に便失禁、弄便が見られるため、もう在宅は無理との判断で老健に入所され、約3年後に亡くなられました。老健入所までの7年間、地域と当院デイケアで支えてこられた方です。

## ● デイケアプログラムの転換

　当院は平成4年から老人デイケアを始めておりますが、モットーとして、優しく、何度同じことを言われても怒らず、生き生きした気持ちを味わえるよう、また残存能力を維持できるよう心がけておりました。それなりに効果を挙げ、家族の方からも感謝されていました。

　しかしプログラムの内容は、レクリエーション、手芸などが中心で、スタッフがお年寄りをケアしてあげるという形でした。主役体験をするのはお年寄りではなくスタッフであることが多く、これでいいのだろうかという疑問は常に抱いていました。

　平成9年、エスポアール出雲クリニック、小山のおうちの当時の看護師長さんであった石橋典子さんの講演を聴く機会を得ました。小山のおうちでは、認知症のお年寄りに主役体験をしていただき、スタッフはあくまでも黒子に徹するというもので、目からうろこが落ちる思いがしました。

　サイコドラマ*は、集団精神療法の技法の1つで、お年寄り一人一人に主役体験と観客体験をしていただき、「今ここで」輝いていただくものです。当院でもこの技法を取り入れることにしました。ドラマといっても台本があるわけではなく、スタッフの中からディレクターを1名選び、日付確認などのリアリティオリエンテーションから始め、季節、天候、思い出などからイメージを膨らませていきます。

\* サイコドラマ
具体的な場面を設定し、主役脇役を演じることにより、役割に共感し、自分の人生において感じていることを重ね合わせることにより、個々の人生や日常生活の改善に向けて新たな一歩を踏み出す機会をつくり出す。

午前中は言葉を中心に、午後からは体操など体を動かすように展開していきます。そのときそのときの場面、発言、行動によって流動的に動いていきます。何を言ってもどんな動きをしてもしかられることなく、受容・共感できる居心地のよい場所を提供し、「ここが一番ほっとできる場所です」と言われるようになりました。

## ● サイコドラマの実際

当院で行われたサイコドラマを3つご紹介したいと思います。

### 『かぐや姫』

この日は平成20年9月4日、まずリアリティオリエンテーションとして、今日の日付をみんなで確認をしてスタートします。ちょうどお月見が近いということでお月見の設定がしてあります。これはお年寄りで製作中のものですが、ウサギがいたり、お団子があったり飾ってあります。

次にイメージトレーニング。皆から自由に発言してもらいます。「月といえば皆さん何を思い出しますか」、ディレクターが訪ねます。そうすると「ウサギ」「炭坑節」「かぐや姫」と次々に言葉が出てきます。そして、かぐや姫に注目が行って、「そうじゃ、かぐや姫は月から来たんじゃ」「違う違う、月に帰っていったんじゃ」「竹から生まれたんじゃ」「夢のよ

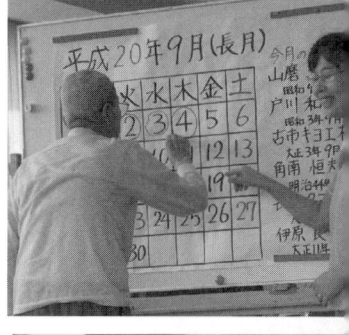

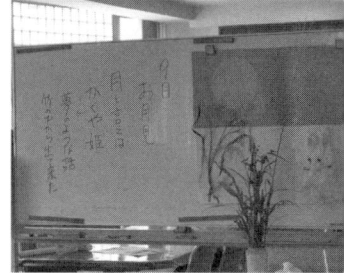

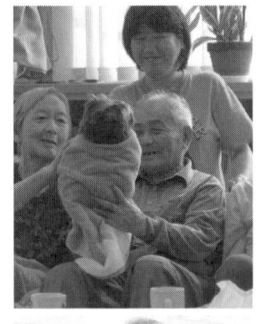

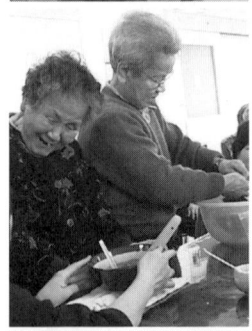

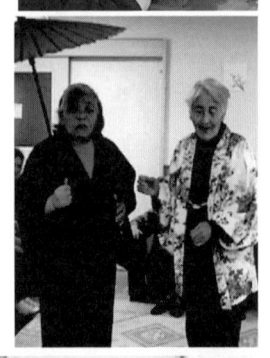

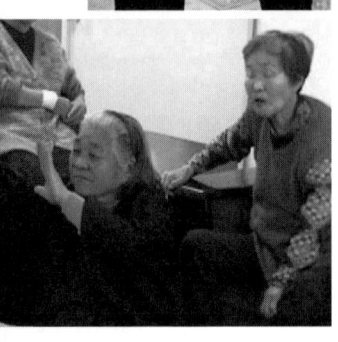

うな話じゃ」と連想が膨らんでいきます。

　黒子のスタッフが竹と紙で作ったおのを持ってきます。「誰か竹を切ってみませんか」というディレクターの呼び掛けに、Ｓさんが前に出てきて、えいやあと竹を切ります。かぐや姫の誕生です。誰かがオギャーと声を出します。みんな『かぐや姫』の世界へ引き込まれていきます。

　生まれたばかりのかぐや姫をおくるみに包み、本物の赤ちゃんのように抱っこをします。私にも私にもと奪い合いです。皆を癒やしてくれた『かぐや姫』でした。

### 『ワカメの酢みそあえ』

　この日、取れたてのワカメをいただきました。皆で酢みそあえを作ろうということになりました。何人かの方が中央のテーブルに集合し、調理開始です。すりこ木で一生懸命。昔取ったきねづかです。何ともすてきな主役の笑顔です。

### 『月形半平太』

　この日、外は雨が降っておりました。「雨が降っていますね」「春雨じゃ、濡れていこう」「月様、雨が」と言葉を発せられます。傘と羽織が用意されます。みんなの前を１周。見ている人は観客、歩いている人は主役です。この満足気なお顔。心はきっと浮き浮きしておられるはずです。身振り手振りも鮮やかに。思わず飛び出す佐渡おけさ。

サイコドラマを実践することにより、家庭では隅っこに押しやられがちな認知症高齢者が生き生きと輝き、行動異常も減少します。近隣のデイサービスに通われていた方が当院デイケアに変わられ落ち着いた様子を見て、どういうケアをされておられるのですか、と驚かれることもしばしばです。

## 重度認知症患者の治療のゴールとは

　重度認知症患者デイケアは、精神症状および行動異常が激しい認知症患者を対象とし、精神科医をはじめ、作業療法士、精神保健福祉士、心理士、看護師などの専門スタッフの配置が必須となっています。精神科専門療法として位置づけられており、介護保険での認知症デイサービスとは異なり、基準の厳しいものとなっています。専門スタッフが配置されているからこそサイコドラマも実践でき、身体的に重度の方も支えていけるのです。

　重度認知症患者の治療のゴールとは何でしょうか。京都種智院大学客員教授の小澤勲先生は「重度認知症患者治療のゴールは笑顔を見ることです」とおっしゃっておられます。当院デイケアには笑顔が満ちあふれています。

## 2.2 重度認知症患者デイケアの意義

# もの盗られ妄想と重度認知症患者デイケア

宋　仁浩
京都府・北山通ソウクリニック
精神科医

　重度認知症患者デイケアは精神科専門療法の中に位置していて、他の介護保険の施設などでは本人の周辺症状で対応が困難なために頼まれるケースが多いんですね。

　当院でももの盗られ妄想でご家族を激しく攻撃して困っているというのがお受けするケースの大部分を占めるんですけども、今日は1例をご紹介させていただきながら、もの盗られ妄想と重度認知症患者デイケアについてお話ししたいと思います。

## ● 症例より

### 来院まで

　81歳の女性、アルツハイマー認知症。クリニックから歩いても3分ぐらいのところで独居されています。嫁いだ娘さんが2人いらして、2人とも車で10分ぐらいの距離にお住まいです。1年前にご主人を亡くされ、その後半年ほど次女と暮らしていましたが、結局お互いの生活が折り合えず、独居に戻ったという形です。胸が痛む、「長女がいろいろ物を盗っていく」というもの盗られ妄想を主訴に来院されました。

### 通所当時の生活スタイル

　食べきれない量の食べ物を買い集める、銀行でお金が引き出せなくなってしばしば銀行から娘さんのお宅に何とかしてくれという電話がかかってくる、近所のスーパーで小銭での支払いがうまくできない、などの問題が

起こっていて、長女がこういう本人を見て危ないと思い、本人に知らせずに郵便貯金の通帳を管理するようになっていました。当座の生活費は、とりあえず週末に4,000円を食卓の上など、ご本人の目の付くところに置いていたわけです。

　朝、スタッフがデイケアのお迎えに行くと、机の上に「年金を分けてほしいのなら言ってください」というメモがありました。長女宛てに置いていったんですね。

　その当時、お金をなくしては「長女が盗った」と電話で訴え、家族が補充することが続いていました。「あまりにも長女がお金を盗っていくからたまらない」と鍵屋を自分で呼んで鍵を勝手に付け替え、付け替えたのはいいけれどその鍵をなくしてしまって、家の中に入れず大騒ぎになったこともありました。デイケアでも、家に残してきた物のあれこれを心配してちょっと様子を見に帰ったり、お金がないと涙を流しながら執拗に訴えておられました。

　しかしちょっと考えてみてください、ご本人の立場になって。家族は目につくところにお金を置いているわけですけど、皆さんだったら食卓の上に4,000円がばーんとあったらどうしますか。普通に考えたら、やっぱり物騒だからしまいますよね。認知症の方でも同じです。けれどもしまったら最後、本人はもう探せないんです。探せなくて、そのたびにお金がなくなったと。自分がなくしたと思いたくないから、また娘が来て盗っていったんだと。実際、ご本

> **認知症ケアを考えるポイント**
>
> **認知症患者は物をしまってしまうと探せないことに留意する**

人が不在のときに、家族がいろいろ部屋を整えたりとか、お世話しているわけです。ポイントはしまっちゃうこと。しまっちゃうと探せないことなんですね。

**スタッフの工夫で劇的に改善**

　通所を開始してまずどうしたか。いつもご本人が持ってくるかばんがありましたが、その中に鍵を入れてしまうとご本人はもう探せないので、スタッフが取っ手のところに鍵をくくり付ける工夫をしました。それから、ご本人の食事は現物支給、食事サービスを利用するようにして、飼いネコの餌もこの方にとっては非常に重大事ですので、現物で買って置いておくようにしました。それで現金を渡さなくなったんですが、10カ月後にまったくもの盗られ妄想はなくなりました。穏やかにデイケアの場にもなじんで生活をしていらして、娘さんたちをなじる場面も非常に減って関係もすっかり改善しました。

　お金を小額に分けてご本人のところに置いていた間はもの盗られ妄想が取れず、デイケア通所の開始後まったくお金を渡さなくてもすむ工夫をしたことにより、お金にこだわらなくなって、もの盗られ妄想が消えたという例です。

## もの盗られ妄想のなかにみえてくる人生

　もの盗られ妄想について、小澤勲先生はこういうことをおっしゃっています。"本来面倒見がよくて、自らを恃むところの強い人、そういった人が老いを受け入れられなくなって、喪失感を攻撃性で埋めようとするときに起きる"。

　この症例はちょっと違いますが、配偶者の死とか、大切な人の死を契機に発症することが多いんですね。だからもう1つの見方をすれば、歴然た

る死別を体験した後にきれいに本人も死に支度したいのに、ままならないと焦っている姿とも見える。手放してしまいたいんだけど、どう手放せばいいかの手放し方がわからない混乱とも見える。彼らはしばしばこう言います、「誰の世話にもならん」。一方で、これは誰か何とかしてくれと切実に助けを求めている言葉であるといいます。

そしてまたもう一つの面は、"周囲に迷惑を掛けずに生きていきたい"という切ない願望でもあると思うんです。このケースもそうですが、こういう執着を一つ手放すたびに彼らは生き生きして、新しい自分の居場所を見つけ、笑顔を取り戻してくれます。

例えば皆さん、どのように亡くなりたいですか。私もそうですけれども、家屋にしろ預金にしろ、ちゃんと渡すべきものは子どもに渡して、後で争いの起こらないようにきれいに整理して亡くなりたいですね。だから、お金が大事で執着するからもの盗られ妄想が起きるんじゃないんです。きれいに亡くなりたくて、身辺の整理をして、言ってみたら死に支度を整えたいわけです。ところが整理しようにもその整理の仕方がわからない、混乱の中にいるわけですね。

このケースの方は、実は遠方から嫁いできてなかなか家の家風になじめず、若いころ非常に苦労されたとのことでした。だからご本人は周囲の目をいつも気にして、不細工なことをしないようにということが人生のテーマであり、お金というのは、人に不義理しない、迷惑をかけない、不格好なことをしない、そのための道具だったわけです。それゆえにお金に執着したんですけれども、"認知症があったって普通の生活というのはできるんだ"とか、"こうしてここに毎日いれば、なじみの人もいるし、日常生活にも困ったことがない"という安心感を得たときに、道具としてのお金を持っておく必要がなくなった。それで手放したわけですね。

```
┌─────────────────────────────────────────┐
│ もの盗られ妄想をいだきやすい人          │
│                                         │
│ 役割に生きてきた人                      │
│ 最も典型的                              │
│ 几帳面、律儀、仕事熱心、徹底的、頑固、勝ち気、│
│ 負けず嫌い、人の評価に気をつかう        │
│ 精力性優位                              │
│ 波乱万丈の人生を自分の力で乗り切ってきた人│
│              ⬇                          │
│ 老いを自己親和的に受け入れることを拒否  │
│ 役割に生きてきた（・・・としての私）    │
│ 外面はよいが内面は悪い                  │
│ 面倒見られが悪い                        │
│              ⬇                          │
│ 喪失体験（配偶者の死など）              │
│              ⬇                          │
│             発症                        │
└─────────────────────────────────────────┘
```

## もの盗られ妄想をいだきやすい人とは

　小澤勲の本からの抜粋になりますが、まずもの盗られ妄想を抱きやすい性格の人というのがいるんですね。それは、いわゆる「役割に生きてきた人」。つまりよい父親であったり、よい母親であったり、自分自身が何か人にしてあげるというのが居心地がいい、そういう役割を好む人です。「几帳面、律儀、仕事熱心、徹底的、頑固、勝ち気、負けず嫌い、人の評価に気をつかう、精力性優位」。こういうタイプの人は、老いていくとか衰えていくということを、自分に起こったこととして受け入れることが難しいんですね。もっとしっかりした自分でありたいわけです。

　また波乱万丈の人生を自分の力で乗り切ってきたような人ほど、なだらかに穏やかな人生を送ってきた人よりも妄想が出やすいのです。

　「外面はよいが内面は悪い」というのは、このケースがそうなんですね。

外ではよくできたお母さん、しっかりした奥さんと言われてきたわけです。しかし、娘たちが外に出ても格好悪くならないようにきっちり自分が躾けないといけないと思っているが故に、娘さんたちには厳しかった。面倒を見ることは好きだけど、人から面倒を見られることは大嫌いです。そこに喪失体験が重なったときに特に発症しやすいということになります。

## もの盗られ妄想の治療と重度認知症患者デイケア

　妄想で悪者をつくりそれを攻撃することで、行動の自由さえ奪われてしまうような認知障害の混乱から彼らは抜け出します。しかし一層孤立していきます。その人のストーリーを、生活史を、今の不安の中心を読むことが大事です。同じように何度も繰り返される言葉を、心をこめて聞きます。それを時間軸の中に配列し直してこちらから言い直します。妄想の内容については決して訂正はしません。

　家庭では常に責任の所在が追求され、しかも力関係が問われます。家族は妄想を訂正してしまいがちで、そのときに介護者が娘であれば「一体いつから親に意見できるほど偉くなったんだ」とか、お嫁さんであれば「自分がいろいろ教えてあげて支えてきた嫁なのにきつく意見される」、そんな関係に陥りがちです。

　デイケアが有効なのはこの部分です。たとえ物がなくなったって、確たる証拠もないまま他人を責めるわけにはいきません。いい意味であいまいなまま忘れていくわけです。始めのうちは何でこんなところに来なきゃいけないのかと繰り返し言っていた人でも、なじんでくると、朝はそそくさと荷物をまとめてデイケアに行くための準備をしてくれるようになります。

　大切なことは、妄想の形を取ってしか表現できないものは何なのかというのを考えることです。小澤勲は、"周辺症状というのは拙速に消すものではなくて、そういった周りを困らせる行動の中にこそ、大切に守り育ま

なければいけない本人の内的な葛藤が隠されている"と言います。

　寄る辺ない身の置き所、本人の喪失感をまずこちらはしっかり受け止めます。認知症では日常の中で時間の感覚が最初にわからなくなります。それからもっと進むと、今いる居場所がわからない。自分という人間が生きてきた人生の中で、今という時間はいったいどこに位置するのか、過去からの連続性が失われてしまいます。

　デイケアでは、元いた居場所を失った本人に、新たななじみの場ができます。仲良しになった人たちといつもそこで顔を合わせるということが、本人たちにとってとても必要なんです。お互いはお互いにとってかけがえがない存在・・・このような場がつくれれば、他所で難渋するような非常に攻撃性の強いケースでも妄想が消退します。

　もの盗られ妄想の例を挙げましたが、攻撃的であっても、これは中核症状の認知障害の不自由を生きる本人が、言ってみれば懸命に生きようとする姿です。それをこちらが理解した時に、必ず周辺症状の部分はよくなります。

　それから、責任の所在を問題にしている間は妄想は取れません。喪失感と攻撃性との相克にご本人が悩まずに済む状況を用意できれば、そのときに消えていくというわけです。

　家庭にあっては、介護者とご本人の関係というのは依存する、されるという関係に陥ってしまいがちです。デイケアでは、介護を提供する存在の専門性を持ったスタッフがきちんと観察して、ご本人の症状と向かい合い、ご本人の葛藤を支持できるがゆえにうまくいくのです。

## 2.3 重度認知症患者デイケアの意義

# 認知症治療とリハビリの場

廣澤美佐子
福岡県・三原デイケアクリニック+りぼん・りぼん
作業療法士

　介護保険ができる前、老人保健法というのが昭和58年にできましたが、実は私どもはそのころから老人デイケアというものに携わっております。病院でのグループ療法で、認知症の方を一緒にみさせていただくと認知症の方が落ち着いてこられる等、いろいろな良い結果があって、じゃあ外来の方にもということで、老人保健法で老人デイケアを始めた最初の施設です。

　平成12年に介護保険ができて、そのときに医療の方で残ったのがこの重度認知症患者デイケアということになります。私はその中で現在、作業療法士として働いておりますので、作業療法という立場から少しお話しさせていただきたいと思います。

## ケアプランは医師の処方から

　「りぼん・りぼん」は、その人らしく生き続けるということ、通所の方もスタッフもともに、その思いを込めて付けています。重度認知症患者デイケアは「認知症の治療、リハビリテーションの場」と考えています。

　まず、認知症を理解するために大切なのは次の3つの視点です。
「症状（病気）を理解するということ」
「個別性を理解するということ」
「生活障害を理解するということ」

　そして実際のケアは『重度認知症患者デイケアは精神科の専門療法である』、これが基本になりますので、医師の処方で始まります。スタッフのなかに法的には介護福祉士は入っていませんが、実際には介護福祉士の力も大きいものがあります。

デイケアの目的ということで、医師から精神症状、行動障害の改善、生活の賦活、精神賦活、生活のリズムの改善、その他ということで処方されます。処方をもとに「デイケアプラン」「OT（作業療法）プラン」両方の計画を作成します。OTプランへの指示としては、精神症状等の静穏化、記憶障害へのアプローチ、その他の認知機能障害のプログラムがあります。
　まずは「通所の安定化」が目的になることが多く、それから「生活リズムの改善へのアプローチ」ということになります。この中でなじみの関係づくりやグループワークへの参加ということができてきます。
　歩くことや食事、それから洋服を着替えたり、お風呂やトイレなど、身の回りのことがだんだん難しくなってくるので、その方にとってどういう方向で働きかけたらうまくいくのか、その設定の仕方や、声がけの仕方を計画していきます。
　家事関連動作では、まずその方のできることを見つけてやっていただくようにします。

## ●デイケアの始まり

### 導入期

　デイケアを始めましょうということになっても、認知症の方、それからご家族にも通所へのとまどいがみられることがあります。今まで家の中だけで過ごされていたのが、認知症の方にしてみれば、どういうところに行くのかよくわからないといった不安から、いろいろなとまどいを示されることもあります。「毎日本当に行かなくちゃいけないんでしょうか」「いつも嫌と言っているけれど無理やり連れていった方がいいんでしょうか」と言われるご家族もいらっしゃいます。
　導入期の通所拒否には、家族、ケアマネジャー、ヘルパー、民生委員の方、いろいろな方との連携が必要です。あきらめずに何回も迎えに行きます。

### だんだんなじみの関係へ

職員との関係もありますし、お友達ができてきたり、その場所に慣れてくるとか、物理的な環境にも慣れてこられます。はっきりどこに行ったか覚えてなくても、「何となく楽しい思いをした」とか、「誰かと話をしたな」「ああ、そういえばここに来たことあるな」という感じがだんだん残っていくようになって、安心して通所されるようになります。

そして、自分の好きな活動や、今までやったことのある活動、自分が安心してできるものというのが増えてくると、デイケアに通うということが生活の一部になってきます。こういった生活のリズムができるようになると、安定期になります。

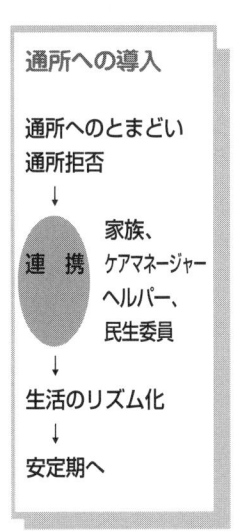

```
通所への導入

通所へのとまどい
通所拒否
      ↓
連携  家族、
      ケアマネージャー
      ヘルパー、
      民生委員
      ↓
生活のリズム化
      ↓
安定期へ
```

## ● 安定期の基本の対応

精神症状等のある方が安定されてきたところで、まだたくさんある残存能力への働きかけを行います。環境への適応がさらに進んで、通所は維持され、皆さんとの仲間意識が非常に出てきます。この3段階で皆さんなじんでこられるようです。

1）気持ちを理解する

生活歴、家族関係、生活や趣味を知り、その人らしさを知ることが、気持ちの理解につながります。

2）生活関連動作の障害を把握する

この方は買い物には行けるけど同じ物をいつも買ってこられるとか、掃除はできるけど隅々まで掃

除ができない等、そういった細かい生活の障害、その方の今できることできないことを把握していきます。

　3）日常生活の障害を把握する

　トイレで動作はできても場所がわからないということもあります。「この方は声がけをして場所をお教えすればトイレの中での動作はできる」「この方はこう座りましょう、ズボンを下ろしましょうというふうに一つ一つ声がけをすればその動作はできる」等その方のできることできないことを把握してアプローチしていくことが大切です。このようなアプローチは、最初にデイケアプランとOTプランのなかで目的を持って行うようにします。

　対応の基本は、「保たれた機能を生かす」「相手のペースに合わせる」「穏やかに対応する」。そして、基本の基本になりますが「恥をかかせない」「話に合わせる工夫をする」「必ず感情は伝わることを忘れない」ことが大切です。気持ちは本当によく残っています。

　また、基本的に皆さんに記憶障害がありますが、それを追い詰めるような、問い詰めるような声がけの仕方はしない。その方に恥をかかせないということが一番大事です。

## さまざまに起こる障害への対応

　1）注意力や集中力が低下してきます。長く集中しないとできないようなことは避けて、ある程度の時間でできあがるような活動を考慮します。

　2）言葉がなかなか出にくくなります。ゆっくり話を聞くこと。また、何かヒントを出してお話ができるようにしたり、2つの中から選んでお話ができるようにするなど、その方の表現できる方法を探します。

　3）時間、場所、人がだんだんわからなくなります。できるだけ同じような環境に置くことが大事です。デイケアの中でもトイレに行って元の自分の席に戻れないという場合もありますので、名前をテーブルに貼ってい

ます。声がけをするなど、その方が不安にならないような対応の仕方が必要になってきます。

　4）知覚認知機能の低下で錯覚や誤解が起きることがあります。周りの方とトラブルにならないようにすることが大事です。お湯が熱いという感覚も鈍くなることがあるので、お風呂では必ず職員が確かめることが必要です。

　5）幻覚や妄想として、もの盗られ妄想は最初によくみられます。背後にある不安を理解し、あまりそれにとらわれぬようほかの話題に転換するということが必要です。

　6）認知症高齢者は自尊心が傷ついたり、自信をなくしやすいので、自信を持てるような内容を深めていくということが大切です。

## 認知症へのリハビリテーション

　「対象者の方の情緒の安定を図り、残存する機能や能力の賦活や、周りの生活環境をコントロールしながら、その方にとっての不適応な状況を改善していく。そのことで安定した日常生活を回復、維持する」ことが認知症に対してのリハビリテーションの目的になります。

　作業療法では、適切なよい刺激を与えていきます。手続き記憶というものがありますが、体で覚えている動作を利用するということ。いろいろなストレスがあるとできるときできないときがあっても、なじ

---

**認知症の作業療法**

・適切なよい刺激を与える（手続き記憶の利用）
・なじみや安心の関係のなかで能力が発揮できる
・集団のなかで役割をもち、なじみの場を再現する
　→人には集団に属したいという基本的欲求がある

みの関係のなかでは能力がたくさん発揮できます。安心できる環境のなかで、いろいろな環境を設定し、その方のできる状況を多くつくっていくことになります。集団の中でその人なりのいろいろな役割を行うことで、また自信をとり戻すことができるのです。

　作業療法では、個人療法とグループ療法があります。このなかでは簡単なもの、集中力を維持できる時間等を考えて行っています。

　集団というのは対人関係の場です。お友達ができて、その方とお話ができる、交流ができるというのを楽しみに来られる方が多いようです。なじみの場の再現ということになります。

## ● デイケアの活動内容

　身体機能、認知機能の維持回復、情緒的精神的な安定および活性化のための活動。日常生活動作、家事関連動作の維持のための活動があります。

　具体的な活動内容としては、身体機能に対しては、体操、散歩、園芸活動や、各種スポーツ、ゲームなどがありますし、認知機能に対しては、見当識訓練や回想法、創作活動、模写、朗読、書道、絵画、生け花、などの活動があります。

　精神的な安定・活性化に対しては音楽、歌、趣味的な活動や各種レクリエーション等、その方にとってそれぞれの目的があるということになります。

　3時にはお茶とお菓子をお出しします。そうした交流の場をつくり、日ごろの話し合いとかグループ回想をすることもあります。各種行事で一緒に準備をしていくなかで、役割や、いろいろな交流が生まれてきます。共同制作もあります。

　知的機能の低下については、なじみのある知的活動をプログラムとして実施しています。朝は書き込みプログラムとして、計算問題、数字つなぎ、想起問題、しりとり、穴埋め問題、読みがな付けなどのプリントを行う時

間があります。その方にできる内容のものを提供するということで行っています。写字や、回想法の形で質問をしたり、認知課題として図形の模写や塗り絵、集中力の課題として間違い探し等を行うこともあります。

## デイケアで注意すべきこと

デイケアの場ではリスク管理が大事です。転落、転倒に気を付けること。誤飲、誤嚥、それから異食。クレヨンやクレパスを口にされたり、周りにある花の花びらを食べられるということもありますので、十分気をつけなければいけません。それと全身状態についてご本人からの訴えは少ないので、常に観察する必要があります。

一方、デイケアを継続していくには家族の方への支援が欠かせません。家族相談を含めて「連絡ノート」は毎日行っています。家族会、行事参観を通して家族の方との関わりを持つことも大切です。

デイケアも地域の一環ですので、地域での社会資源（成年後見制度、徘徊高齢者ＳＯＳネットワーク*等）と連携していくことが大切です。また、介護保険との関係も重要です。

認知症の方はやはり治療を元にして、重度認知症患者デイケアを中心に、介護保険等を使ってご家族への支援も行っていく、そうした地域での支援という大きな連携の中で支えていけるものと思います。

> **認知症ケアを考えるポイント**
>
> **デイケア継続のためには家族への支援が欠かせない**

> *** 高齢者 SOS ネットワーク**
> 高齢者が行方不明になった時に、警察だけでなく、地域の生活関連団体等が捜索に協力して、発見保護するしくみ。各自治体で運営している。

## One Point lecture

## デイケアとデイサービス どこがどう違うの？

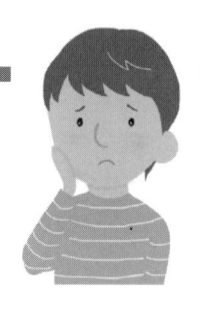

　いろいろなご発言のなかで、デイケアという用語とデイサービスという用語が出てきていますが、この区別を十分理解していないと、話が混乱してしまいますので、ちょっと復習しましょう。

　まず、医者がいるところがデイケアです。医者がいなければデイケアを名乗ることができません。そのデイケアも国から支払われる保険の種類によって2つに分けられます。

　1つは*医療保険のデイケア*です。「*重度認知症患者デイケア*」はこのグループに入ります。これは患者さんが医療保険を使って、認知症の治療としてデイケアを利用するわけですから、受診した診療所や精神科の病院が重度認知症患者デイケアをやっていれば、主治医がこの患者さんが重度認知症患者デイケアの通所対象である基準を満たし、なおかつ有効と判断すれば、介護保険の要介護認定を受ける必要もなく通所できるわけです。つまり、認知症という病気を医療保険で治す、これが医療保険のデイケアです。

　もう1つは*介護保険のデイケア*、正式には「*通所リハビリテーション*」です。これが、一般的に*デイケア*と呼ばれているものです。こちらの方は介護保険によるものですから、要介護認定を受けてからの利用となります。

　これら2つのデイケアがあるわけですが、繰り返しになりますが、医療保険のデイケアであっても介護保険のデイケアであっても、医師が配置されていなければなりません。

一方、デイケアと混同されてしまっているのが**デイサービス**です。デイサービスも介護保険のサービスですが、こちらは雑駁に言えば、福祉畑のサービスです。このデイサービスにも認知症を専門にしているデイサービスがあります。

　じゃあ、これらのうちでどれが一番良いのか、結論から言えば、それぞれに良さがあり、個々の認知症者との相性もあるでしょうから、一概には言えません。ただ考え方として、こんなたとえではどうでしょう。

　私は腰痛持ちで、駅近くのマッサージのお店を結構利用します。ただしお店に医者はいません。よって検査や診断を受けることはできません。ただマッサージ師が揉んでくれるだけです。マッサージの人は理学療法士や作業療法士といった国家資格を持っているわけでありませんが、それはそれで気持ちがいいものです。

　ただし「病気」による腰痛であれば、やはり整形外科の専門医による検査や診断が大切であり、その診断に基づいて医師が医療職の国家資格を持つ理学療法士や作業療法士に対してリハビリの指示を出すわけです。さらに行われたリハビリの効果についても評価がなされます。そういった意味では、個人の勘や経験だけでなく、一定の質や安心が担保されます。前者がデイサービス、後者がデイケアと言えます。

〔平川博之〕

## 2.4 重度認知症患者デイケアの意義

# 認知症デイケアと母

児玉涼子
ご家族

こんにちは。皆様と同じ立場で91歳になる認知症の母を見ています。

**最初のエピソード**

母は地方公務員として定年まで勤め上げ、その後、共働きの長男夫婦の孫3人をそのまま休む間もなく面倒を見るという生活でした。定年後ゆっくりすることもなく孫を預かっていましたが、それなりに楽しそうでした。80歳を過ぎてからも長男夫婦、二男夫婦とも同居はせず「1人がいい、楽だし、あなたも息抜きに来やすいでしょう」と私のことまで気遣ってくれる母でした。

とても小柄ですが、80を過ぎた歳には見えないくらい元気で、しばらくは、「快適快適、楽しいわよ1人も。好きなものを食べて、見たいテレビを見て、大好きな花いじりをいっぱいして、ご近所にも見ていただいて楽しいわよ」と言っていました。

ところが84歳を過ぎたころ、それまで暮らしていた家を引っ越さないといけないことになり、かなりそれが心配だったらしくて、何度も何度も私に、どうしよう困ったと電話をしてくる状況でした。兄に聞いてみると、引っ越し先はすぐ近くで見つけたから心配ないとのことでしたので、そのことを伝えると落ち着いたようでした。ところがそれから半年も経たないうちに、また引っ越しをしないといけない状況になってしまいました。このときはかなりこたえたようで、体力的にも精神的にもつらそうでした。

幸い2度目の引っ越し先も近くで見つけることができ、買い物や高血圧症でかかっていた病院も変わることなく、生活環境は今まで通りでしたので、私はやっとこれで安心できると思いました。

それから1～2カ月は何ごともないまま過ぎていきました。今考えてみれば、体がだるいと言って横になることが多かったり、部屋がなかなか片づいてない様子もあったように思います。意欲がなくなってきたというか、身の回りをきれいにする人でしたが、そういうこだわりがちょっとなくなってきていたように思うのです。けれどもそのころは、「歳が歳だからしょうがないよ、ゆっくりしたらいいよ、でもご飯だけはちゃんと食べてね」ぐらいの会話で済ませていました。

## 認知症のはじまり

　ある日、兄から「ばあちゃんがちょっとぼけよるごとある、ちょっと見にきてやってくれんか」と電話があり、びっくりして訪ねてみたのですが、にこにこと私と子どもたちを迎え入れてくれて、あれ食べなさい、これ飲みなさい、と孫たちをかわいがってくれる様子はいつもと変わりません。

　ところが、雑談をしていると、「実はこの間、夜中にガチャッと戸が開いて男が入ってきたのよ、誰なの？と言ったらすぐに出ていったけどね」と母が言うのです。あまり話に不自然さも感じられなかったので、「それは大変やったね、命取られんでよかったね、大事にはならんでも警察には連絡しとかないけんよ、もうちょっと詳しく教えて」と私も調子に乗って、事情聴取みたいに「いつごろのこと？　どこからどうやって入ってきた？」などと聞いていると、「天井から入ってきてね」と母。ああ、兄からの電話はこれやな、しょうがないな、認知症が出始めたな、と私も認めざるを得なくなりました。

　その日は「戸締まりには十分気を付けて。また来るからね」と言って終わりましたが、それからもコンクリート壁なのに、「隣の男の人の声がよう聞こえるんよ」とか、そういう幻聴もはっきりと現れてきました。

　しばらくしてから、兄の住んでいるところの1階に部屋が空いて、母がそこに入ることになりました。3度目の引っ越しでしたが、私たち兄妹は、

母にも安心してもらえる場所がやっと確保できた、これで幻聴もなくなるだろうという思いでおりました。

## 認知症はさらにすすんで

　そのまま落ち着くだろうという予想に反し、母の体がだんだん弱っていって帯状疱疹ができ、1カ月ほどの入院となりました。そのころから足が動かなくなって、少しのことでも転んでしまうようになり、なかなか体も動かないし、横になることも多い状態でした。

　もの盗られ妄想が激しくなり、「涼子が物を持って帰ってあれもこれもないようになった」と兄嫁に毎回言って、そのたびに電話がかかってくるようになりました。私は実の娘ですから、「盗られたと言ったら『涼子さんに私から言うとくけん、心配せんでいいよ、お母さん』と言ってあげてね」と義姉たちにはお願いしていました。今でも兄嫁たちとの関係はとてもいいので、そういうふうにしておいてよかったなと思います。

　母から「なくなったらいけんけん、預けておくね」と言われて指輪をもらったのですが、次の日から、なくなったなくなったとタンスの中をひっくり返す騒ぎ。指輪の空き箱に『娘が預かっています』と書いて入れておくようにしたら、少し落ち着いてきたということでした。

　そういうことがあって、母も介護認定を受けてすぐ近くの通所デイ*に行くようになったんですが、人前での会話も苦手で、人見知りもある母でしたので、デイも休みがちでした。デイに行っているはずと思って確かめるために家に電話をしてみると、母が出るんですよね。聞くと「休んだ」とか、「行ってないよ」という返答が返ってくるんです。そうこうしているうちに、「足が動かんで行きたくない」と言うようになってきました。実際に、ちょっと動くとごとっとこけて圧迫骨折をしてしまい、それでまた休んでしまうという状態が続いていました。

---

*介護保険のデイケア、正式には通所リハビリテーション（p.104-105　参照）

## 重度認知症患者デイケアとの出会い

　そうして何回もこけているうちに、とうとう89歳の誕生日を迎える月に大けがをしてしまいました。靴下を履いていて滑ったらしく、もう手で支えることもできずにひっくり返って、左腕の骨が2カ所折れてしまうような大けがです。全身麻酔での大手術となり、今、棒が2本入って、いろいろなボルトで留められている状態です。

　急性期の入院に3週間、その後リハビリのために転院して2カ月。もうこれで本当に動けないようにもなるだろうし、大病すると認知症がひどくなると聞いていましたので、本当にひどい状態で帰ってくるんじゃないかとものすごく心配していました。

　そんな不安のなか、通所デイから重度認知症患者デイケアの方に変えさせていただいたのが、リハビリの退院を済ませた次の日。

　通所デイでは「今日はお休みにします」と言うと、「じゃあ、明日は来てくださいね」の会話で終わっていたんじゃないかと思うんですけれど、精神科医療でのデイケアは、お勉強されているスタッフさんのおかげか、そう言う母を言葉巧みに誘い出してくださるので、お休みすることなく通うようになりました。

　風邪をひいたりすることもあるんですが、毎日見ていただいているものですから、早めの投薬や治療もできて、発熱しても1日ぐらいのお休みでほとんど毎日通っています。今年に入ってからは、2月に風邪を1日ひいて発熱でお休みしただけで、あとは毎日行っているような状態です。

　実は母は今入院中なんです。胆管が詰まって胆汁の流れが悪くなって顔に黄疸が出始めていたんですが、医療のデイケアで見てもらっていたおかげで、先生の方から「少し黄疸のような感じです、内科の方にすぐ掛かってください」と言われてすぐ病院に連れていくことができました。「このままわからなかったら危なかったですよ」と病院では言われました。毎日顔色まできちんと見ていただいて、本当に命拾いしたと思っています。

## 「デイに行かんやったらみんなが心配する」

　以下、ベッドに寝ている母とのやりとりです。
「デイに行っていてどう？　デイに行っているのわかってる？」
「うんうん、わかってるよ、こんなところにずっと寝ておられんのよ」
「どうして？」
「足が動かんようになる」
「足動かんかったら何か困ると？」
「デイに行かれんようになる」
「デイに行かんやったらどうかある？」
「デイに行かんやったらみんなが心配する」
「そうね、友達でも何かできたんね」
「うん、友達ができたんよ」

　91歳の母から友達ができたと聞いたときには、ちょっと嬉しかったです。母に「そうね、友達が待っとるんなら早う治って行かないけんね」と言うと、「うん、こんな辛気くさいところにおったら病気になる」と看護師さんたちみんながいるところで言われたので内心あせりましたけど、私も「こげん辛気くさいところにおったら病気になるね、早う出ようね、先生に頼もう」と言ってしまいました。

　そういう冗談を言いながら、私は「デイケアは今、母の中でしっかりと生活の一部になっている」と確信しました。

　80歳後半から帯状疱疹、圧迫骨折、亀裂骨折といろいろありましたけれど、生命力が強いのか必ず復活している母です。今回もきっと1カ月ぐらい入院してデイに戻り、お友達と、顔が黄色くなっちゃったのよ、という話を、たぶん1週間か10日ぐらいは繰り返しやっているんじゃないかなと思います。そう願っています。

　介護は家でするのがやっぱり一番いいと思います。

## 2.5 重度認知症患者デイケアの意義

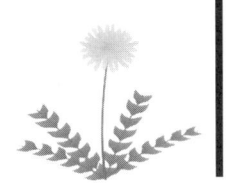

# 小山のおうちのデイケア

**野津美晴**
エスポアール出雲クリニック
島根県・小山のおうち
看護師

　当院のデイケア「小山のおうち」は、島根県出雲市にあります。登録者数は28名（男性10名、女性18名、平均年齢81歳、疾患内訳アルツハイマー型20名、脳血管性4名、その他4名）で毎日15人前後が通われています。皆さんもの忘れの達人で、多くは著しい精神症状、行動障害があり、本人もご家族も困って当院を受診、通所開始となった方々です。

　当院では通所者をメンバーと呼んでいますが、今日はある1人のメンバー事例を通して私たちの思いを発表させていただきます。

## ● 認知症を患うということ

　私たちは、認知症を患うということを次のように考えています。まずもの忘れがひどくなり、うまく話せなくなり、今までできていたことができにくくなって、「自分はどうなったのか、どうなるのか」と不安になる。そこへ認知症恐怖。認知症になると何もわからなくなって周りに迷惑を掛け悲惨だというマイナスイメージです。家庭でのだんらんや温かい会話、友人や社会的な付き合いが減っていき、「寂しい」「独りぼっち」だという孤独感が加わって、仕事を取り上げられ、わが家の中でさえも居場所がなくなっていく。昔、大黒柱だった方が下座へと追いやられて自信喪失。「情けない」気持ちとなります。家族のよくなってほしいという思いからの注意や指摘を「しかられる」と感じ、逆に追い詰められてしまう。ご本人は混乱し、「何も悪いことはしていないのに」「自分はいらない存在なんだ」

という思いの中で、妄想、徘徊、暴力といった周辺症状が出るようになってきます。それは「助けて」のサインなのです。そして、ご本人がこうしたつらさを言葉にできなくても、しっかりわかってケアすることが、とても大事なことなのです。

## 小山のおうちのケア－２つの柱

　小山のおうちは、集団精神療法的な関わりをほぼ１日通して行っています。プログラム、朝夕の会など、スタッフも合わせ20人ほどが同じ話題やプログラムで過ごします。リーダーのスタッフが進行役、ほかのスタッフはそのサポートとメンバーの黒子役をします。

　ケアの柱にしていることの１つは、『もの忘れを認め合う』ということです。長生きすればもの忘れは当たり前、同じつらさを持った仲間です。「そげなことをしたかいね、ように忘れてしまったわ」と笑って堂々と話すメンバー、「皆さんもの忘れが上手ですからもう忘れた方も多いでしょう

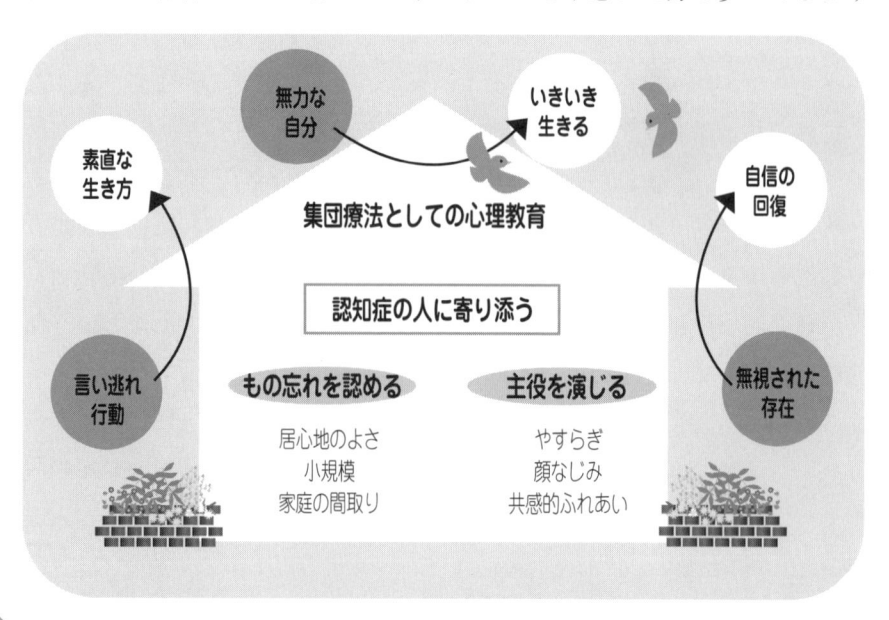

が…」と言うスタッフの、こうした会話は日常茶飯事です。

　もう1つの柱は『主役体験』です。1日を通し、あらゆる場面で多くの方が主役体験できるよう心がけています。言葉が出にくい方の、「楽しかったー」の一言、自ら「やってあげーか」と茶わんふきをしてくださる方。知識や体験談は皆さんが宝庫です。自分より難儀な仲間への優しい言葉がけ、そして寸劇での主役に脇役など、どれも拍手でたたえます。

## メンバーSさんのこと

　メンバーのSさんは82歳、混合型認知症です。50代後半ごろよりもの忘れ、怒りっぽくなり、トラブルが起きるようになります。長く妻と2人暮らしでしたが、64歳で仕事を離れ娘さん家族と同居。73歳のとき妻が病死。77歳で徘徊、不眠も加わり、かかりつけ医を受診、アリセプトを処方されました。家族では看きれないと介護保険のデイサービスを週4日利用し、しばらくはよかったようですが、2年前の夏、自宅での暴言、暴力が増え、徘徊中危険なところを通ったり、よその敷地へ入るなどのトラブルが起きるようになりました。デイサービスでも暴言、暴力、言い争いが増え、他メンバーとのトラブルが頻繁となります。そして今からちょうど2年前、デイサービスでの対応が困難となり、ケアマネジャーに勧められて、当院を受診、小山のおうちに毎日通所となりました。

### 難儀なSさん・いいSさん

　Sさんのつらく難儀なところは、まずもの忘れは天下一品、1分前のことも忘れられます。他メンバーの問題行動を見ると、「そんなことしたらあかんやないか」とついつい非難。自己中心型で怒りっぽいので、気の強いメンバーさんと言い合いになって、時に大声が出ることもあります。こだわりが強く理屈っぽいため、「ちょっと待ってください、それはおかし

いですよ」と主張が始まるといやなムードに。その場にそぐわない話やつじつまの合わない話が始まったり、歌いだされてなかなか終わらず、プログラムの流れが止まってしまうこともよくあります。

お家では現在娘さん夫婦と３人暮らしですが、自宅に帰ればほとんど自室で過ごし、会話はあまりないようです。

では、Ｓさんのいいところです。もの忘れをしっかり認めておられます。歌に踊りが大好き、積極的でノリがよく、お願いしなくても自ら主役になってしまう方。正義感にあふれ、曲がったことが嫌い。これが行き過ぎてつらさにつながることもありますが。器用で几帳面、以前医者から勧められ、折り鶴を毎日折っておられ、とても上手です。女性の研修者には結婚を申し込み、お出かけ先で子どもを見ると声をかけ、他メンバーに世話好きな一面を見せられることもあります。若いときは球技が得意だったとのこと、その格好をしてもらうと確かにさまになっています。絵、将棋、五目並べも上手です。

### Ｓさんへの対応

そんなＳさんに私たちは次のような対応を心がけました。

長引く歌や話が始まっても可能な限り止めず、歌は手拍子や合いの手を入れ、話は「なるほど」「さすが」と感心し、大げさぐらいに拍手して満足してもらうようにします。他メンバーとのトラブルとなったとき、当然頭ごなしに否定はしません。例えば不穏で集団から離れたメンバーに、Ｓさんが「みんなで話しているのにちゃんと座ってなあかんやろ！」と怒られたときには、スタッフが「何々さんは今日、気持ちが落ち着かれんみたいですね、皆さんもそういう日がありませんか。歳をとってもの忘れしたりいろいろ難儀になってここへ来られた皆さん仲間ですよね、わかってあげてくださいますかね」と周りのメンバーも巻き込みながら納得していただくようにします。

## 自己紹介のプログラムで

　通所2日目の自己紹介のプログラムです。全員に名前、住所、好きなこと、得意なことを言ってもらい、それを再現してもらいました。「畑仕事ぐらいしかないわね」とおっしゃった方がその格好をするのを横で見ていたSさんは「わしは大阪でゴルフをようやらされた」と言われ、物差しとピンポンを代用してその格好をしてもらいました。「すごいですね、さすがいい格好だわ！」と一同絶賛。この後、別のメンバーが「私は若いとき社交ダンスをしちょったよ」と言われ、Sさんもすぐに混じってダンス会場に。いい気分となってしっかり小山の仲間入りです。

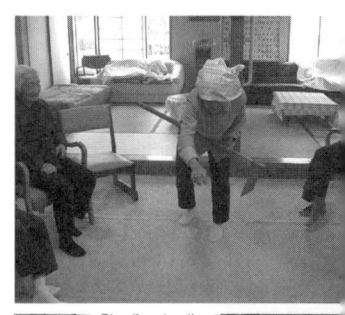

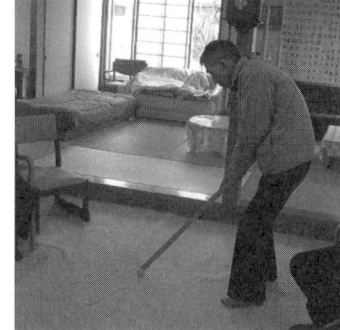

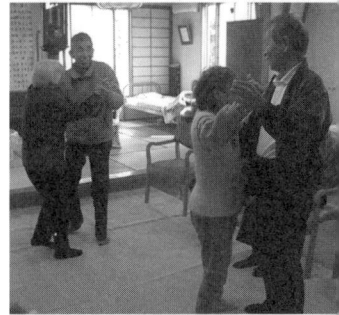

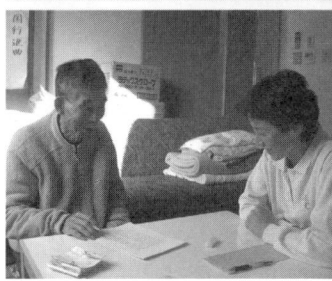

## Sさんの手記

　小山では自分の思いを手記にしていただくことをしています。通所から半月ほどしてSさんにもお願いしました。

　「私は歌が好きです。一番好きなのは『旅の夜風』『愛染かつら』の歌が好きでした。もの忘れがありますので歌の本をいつも持っています。人に貸しまして、そのまま忘れてしまったことがあります。寝て起きると、前の日のことは忘れています。本を置いた場所を忘れてわからなくなったこともあります。自分がふがいないと思います。

　自分が忘れたことですので、ほかの人を責めることはいたしません。そのうちに出てくると思います。くよくよ考えることをいたしません、寝たらいやな

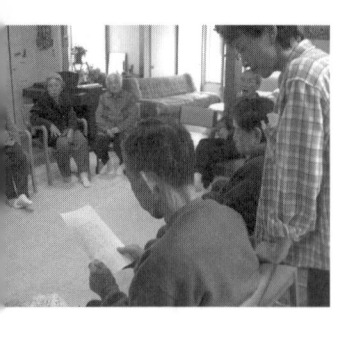

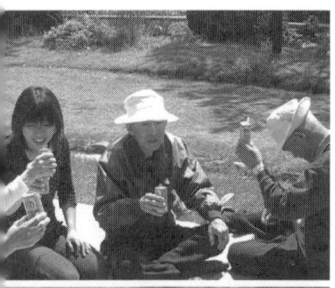

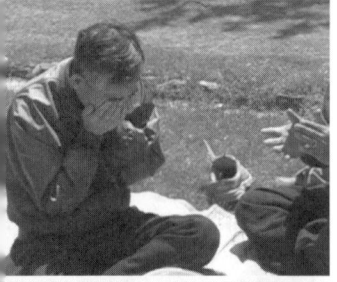

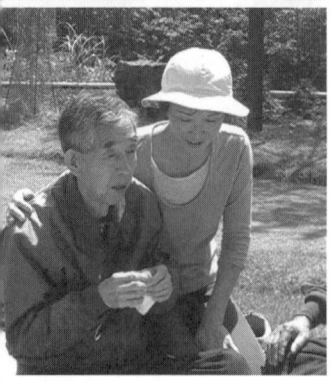

ことを忘れます。これでよろしい。もの忘れは悪いことばかりではありませんよ。」

　もの忘れをしっかり認めながら前向きで、Sさんらしい文章です。

　書かれた手記は皆さんの前で読んでいただきます。さっき書いたことを忘れていても、確かに自分の気持ちで自分の字ですので納得して読まれます。ほかのメンバーからも、「私もすぐ忘れるけん」「そげそげ、同じだわ」と共感の言葉が出てもの忘れ談義になります。

**誕生日の涙**

　山の上の公園へ出掛けました。この日はSさんの誕生日。ジュースで乾杯です。すかさず隣にいた男性メンバーが、「そりゃめでたい、いっちょ安来節でも歌わーかね？」と歌いだされ、すぐに手拍子や合いの手が入り、にぎやかになりました。

　あら、いつもひょうきんなSさんなので泣きまねかと思ったら、本当に泣いておられたのでした。「どういう涙なんですか？」と聞くと、「こんなふうに皆さんから誕生日を祝ってもらったことは初めてです、こんな嬉しいことはないです、ありがとうございます」と語られ、また盛大な拍手とおめでとうコールです。もうすっかり仲間になって、小山のおうちがSさんの居場所となっていました。

## カレンダーづくり

　Sさんはとても几帳面です。毎月のカレンダーづくりは、だいたい数字担当です。ある日、でき上がったカレンダーを「いいのができましたね」と皆さんで見ていると、「ちょっと待ってください！」と前へ出てきて、ほかのメンバーが書かれた3の数字、「これは3じゃありません、上が平らになっていたら「ろ」としか読みません！」と言いだされました。力説は続きスタッフは困りますが、「確かにそうも見えますね」と認めつつ、ほかの方にも聞いてみると、皆さん「3と読めるよ」と言ってくださり、その字を書かれた方の手前もありますので、「まあ、今月はこれでいいでしょうか」と時間をかけお願いすると、「まあ、ええけどな…」と何とか納得されるのですが、数分するとまた、「ちょっと待ってください！」と同じ場面が何度も繰り返されます。

　このように、こだわりの強いSさんの主張によりプログラムが中断することも多々ありますが、否定せず可能な限り話を聞き、「気がついたことを言ってくださってありがとうございました」などと拍手をして納得してもらうようにします。

## 校長先生になったSさん

　2月、紀元節の話題となりました。子どものころ学校で紀元節の式典があったと話は盛り上がり、再現することになりました。「校長先生？　なんぼでもやりまっせ」と背広にネクタイ、白手袋をして立

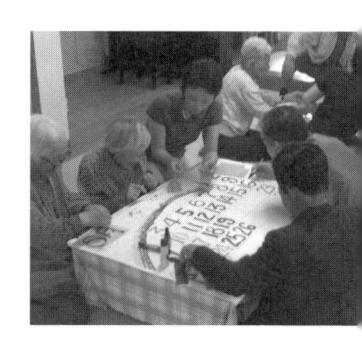

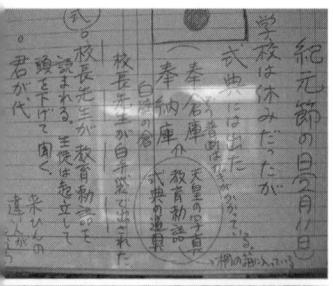

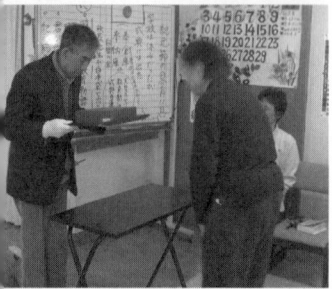

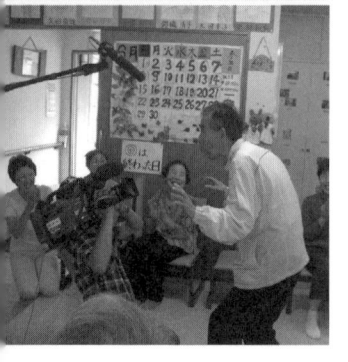

派な校長先生。紀元節の歌を歌って、宝蔵庫から出された教育勅語を女性の先生から受け、全校生の前で読み上げられ…るはずでしたが、Ｓさん流の訓示となってしまいました。それでも堂々とした校長先生を演じ、ほかの皆さんもそれぞれの役をこなし、懐かしい紀元節をしっかり感じていただけました。

　この日はテレビの取材があって、真剣にもの忘れ談義をしている最中、おもむろに立ち上がり、歌いながらカメラに接近するＳさん。カメラさんもたじたじです。残念ながらこのシーンはテレビに出ませんでしたが、この瞬間、俳優か歌手にでもなった気分だったに違いなく、最高の主役体験だったと思います。こんな感じで小山のおうちはいつも笑いが絶えません。

### Ｓさんの変化

　このようなケアで、自宅でのＳさんには次のような変化がありました。以前のデイサービスには「行きたくないと」言っていたのが、小山のおうちへは毎朝楽しみに待つようになり、帰宅時は険しい顔だったのがよい表情に。

　デイサービスでのトラブルは不機嫌を自宅まで引きずっていましたが、小山でトラブルがあってもそういうことはまったくないそうです。夜中、不安定だったのがよく眠れるようになり、徘徊も減り、トラブルはなくなりました。暴言、暴力もほとんどなくなり、感情的にとても穏やかになられました。

娘さん自身も認知症の病気や対応の仕方を学ぶことによって、家庭がよい関係、安定した状態になったそうです。これには小山のおうちからの情報提供や、当院で行っている一般市民向けの啓蒙活動も役に立っているのではないかと思います。

現在、小山のおうちに毎日通い、月1回、5泊程度のショートステイを利用しています。「以前に比べずっと穏やかな毎日となった、この状態がずっと続くように願っています」と娘さんはおっしゃいます。

## Tさんの場合

Tさん、89歳、女性、アルツハイマー型認知症、要介護3です。娘さんを中心としたご家族に支えられながら、町中で独り暮らしをされています。家事と和裁の内職などをしながら、2人の子どもを育てられました。元来まじめで、他人の世話になることが嫌いで、ご近所とのお茶飲みもほとんどなかったそうです。

### 症状と経過

4年前、85歳で夫が亡くなって独り暮らしとなり、急にもの忘れが始まりました。同じものを買う。金銭管理ができない。死んでもいいと周りの人に言ったり、昼夜を問わず近くの工事現場に出掛けて、近所から心配の声が出るようになりました。市内に住む娘さんが食事や入浴等の介助のため、仕事の傍ら実家であるTさん宅に毎日通われるようになりました。

娘さんはこうした状況に困り果て、2年前、Tさんを連れて当院を受診されました。記憶障害、見当識障害、失語、失行、作話等著明で、娘の認識もできず、重度の認知症です。すぐに介護保険の申請と同時に、小山のおうちの利用が始まりました。

## 小山のおうちでの営み

　小山のおうちの営みを紹介しながら、Tさんの様子を少しご紹介します。

### ～デイケア利用開始～

　小山の利用が決まり、この日初めて娘さんと一緒に来所されました。スタッフは「皆さんと同じようにもの忘れが上手になってこられ、院長先生にここを勧められて見にこられました」と紹介します。名前や生年月日をお聞きしてもスムーズに出ず、娘さんに頼る場面や早く帰りたい様子が目立ちました。メンバーさんからも「私もすぐに忘れてしまうけど、ここは気にせんでもいいところだよ」と誘ってくださいますが、こういう場所は苦手だと暗い表情が多く、緊張のご様子です。また来てくださいねの誘いにも「いや、なかなか・・・」と、通所は最後まで否定されるTさんでした。通所してもらうのは厳しいかもしれないという印象が強かったのですが、時々見せてくださる笑顔に望みをかけ、娘さんの希望もあり、週6日の通所が始まりました。

　小山では1日のほとんどを集団で過ごすのですが、仕方なく座っているという感じが多く、手前のほうにいらっしゃいますけど、よくため息をついて「もう死んでもいいわ」といった言葉もたびたび聞かれました。スタッフはなるべくそばに寄り添い、全体の話をわかりやすく伝えたり、逆にTさんのつぶやきを皆さんにも紹介します。

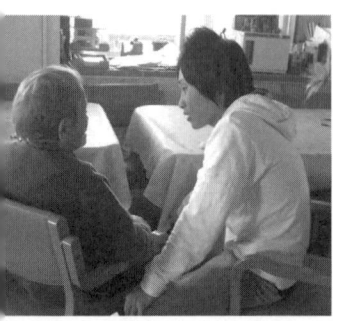

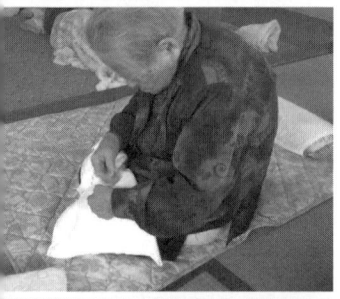

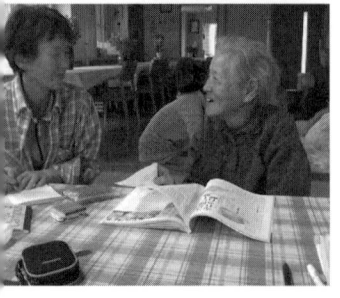

昼寝はされないTさんと、つらさを受け止める、あるいはたわいのない話をして向き合うようにしました。当初はほとんどの時間、Tさんのそばにはスタッフがいたと思います。半月ほどたったころの連絡帳には、「おばあちゃんの口から、楽しかったの言葉を聞くのは久しぶりです。小山のおうちへ行ってもらってよかったなと思いました」と書いてくださいました。

### 〜少しずつ関係をつくる〜

Tさんのできること、得意なことも探しました。昔、和裁をされていたということで、台ふきを縫っていただきました。家事もこなしてこられたので、お茶くみや茶碗ふきもされます。送迎の車内から看板をよく読まれることから、本はどうかと『主婦の友』をお渡ししてみました。「上手に読まれますね」「これくらい誰でも読めますわね」とにっこりです。パズルを持ってきてみると、意外にはまられました。最近では「昨日もやったがね」と言いつつも「まあ、してあげますわ」と黙々とされ、「簡単なもんですわね」。

日直の当番をお願いすると断られることが多いのですが、この日、Tさんは「いいですよ、どうするですか」と聞いて、ベルを鳴らしてその時々のあいさつや、帰りの会ではカレンダーに無事終わった印を付けてくださいました。

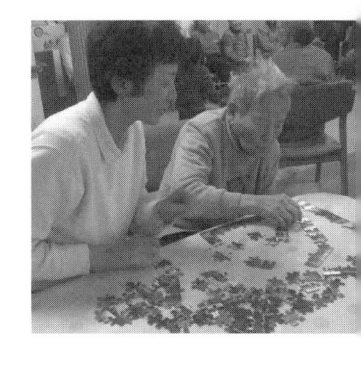

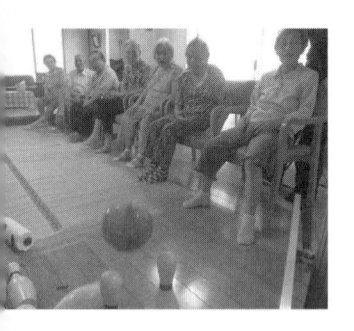

~ちょっとした後押しで~

　ゲームはあまりお好きではありません。この日はボウリング。1人ずつ皆さんの前で投げてもらいますが、順番が回ってきても「私はやりませんよ」とブスっとした表情でしたが、どうにかお願いしてピンを移動して、その席に座ったまま投げてもらいました。いい音を立てて何本か倒れ、この後は笑顔になられました。缶積みもやはりいやがっておられましたが、そばまで持っていくと真剣に積んでくださいました。皆さんの輪の中へ出ることはいやでも、このようなやり方だとわりと参加していただけることがわかってきました。

　1つの話題をテーマに皆さんに語っていただくことがよくありますが、この日は母の日が近いということで、お母さんについて聞きました。隣でTさんも聞いておられます。Tさんは、小さいころにお母さんを亡くされ、話した記憶はあまりないようでした。「いいお母さんでしたか」と聞くと、「今でも思い出します、いい母でしたよ」と涙ぐまれました。

　またこの日は、幽霊の日*（7月26日）だということがわかり、意見や体験談を聞いてみました。意外と幽霊や火の玉を見たことがあるという方が多く、Tさんも「火の玉は見たことありますよ」と、さらっと言われます。「怖くなかったですか」と聞いても「そげなもん何とだないですわね」と、平気な様子。意外な一面を知ることができました。

　トイレ誘導なども含め、移動をお願いしたときに

*幽霊の日
東海道四谷怪談が初演された文政8年7月26日を記念する日

ご機嫌が悪くなることが多いです。天気がいいとよく出掛ける小山ですが、一緒にお出掛けしましょうと誘っても「いろいろなことを言われるのはいやだけん」と、何々させられるという被害的な感情になられるようです。このときも、なかなか誘いに応じていただけません。

それでも何とか車いすで外出に成功、宍道湖を見下ろす一畑薬師へやってきて、お弁当の後散歩に誘いましたが「あげなとこまで大儀だわ」と、乗り気ではありません。しかし、写真を撮るころには穏やかな表情になり、境内まで行ってしっかりお参りされました。

認知症の方の自己決定は大切ですが、いやと言われたからと1人で何もしないでいるより、このようにちょっと後押しすることで、よい結果が生まれることも多いと思います。

~「あんたも一緒に帰らんかね」~

集団精神療法のサイコドラマを応用したプログラムになることもあります。お盆の話題から墓参りを再現し、何人かのメンバーさんが手慣れた所作でお墓参りをされましたが、Tさんは勧めてもしていただけませんでした。『忠臣蔵』のときも、皆さんが楽しまれる間も、そっぽを向いておられました。集団でわいわいにぎやかにするのを好まれません。

しかし、この日は違いました。4月8日、お釈迦さんが生まれた日、花祭りということで、皆さんか

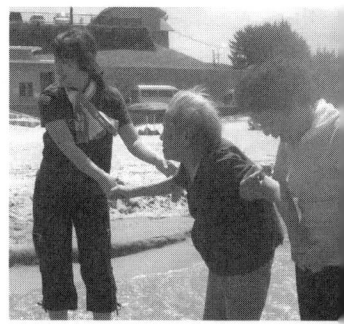

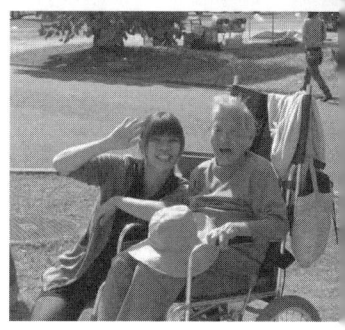

> **認知症ケアを考えるポイント**
>
> いやと言われたからと何もしないでいるより「ちょっと後押し」でよい結果が生まれることも・・・

ら思い出話がいっぱい出てきました。子どもたちがゾウの車を引いてお寺を回ったということから、新人スタッフがシーツをかぶりゾウ役を。それまでご機嫌がすぐれなかったTさんも、このゾウを見て「ああ、おかしい」と笑いながら一緒に歩かれました。感想を聞くと「楽しかったですよ」と言ってくださり、うれしいプログラムとなりました。

もうすぐ大学を卒業するという研修の方がいて、卒業式を再現しました。卒業生の隣が父兄席のTさん、教頭先生の開式の辞で始まります。君が代斉唱で、すでにぐっときているTさん。卒業証書授与の後は喜びでうるうる。校長先生と来賓のあいさつが終わり、卒業式の歌を歌うころには、もうぽろぽろです。見事に母親役を演じてくださったTさん、単なる感情失禁とは言いたくありません。終わった後はにこやかに「いい卒業式でした、よかったですよ」と笑顔でした。

このように、そのときの話題からドラマ化し、主役体験や観客体験を通して一同が楽しむ、あるいは懐かしむ場面となることもあります。

こうしてTさんは、最近も気分の変動はありますが、生活は安定し、喜怒哀楽の表情を見せながらも落ち着いて過ごしておられます。帰りの車に乗って、笑顔でさようならです。見送るスタッフに「あんたも一緒に帰らんかね」と涙でお別れの日もあります。そして、併用されている当院のおんぽらとでも同じように変動はありますが、すてきな笑顔が見

---

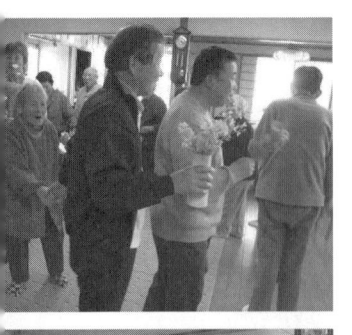

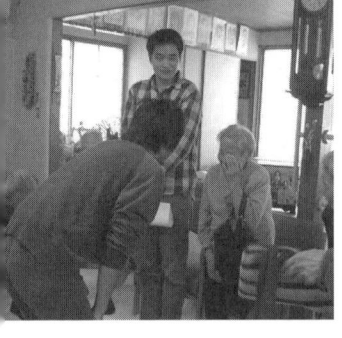

**認知症のための
サイコドラマ**

話題からドラマ化
主役体験や観客体験と通して、みなで楽しんだり懐かしんだり感動を分け合う

られたり、小山へ迎えにきたスタッフと一緒に笑顔でおんぽらとへ向かわれる姿もあります。

　最後に、先日の連絡帳を紹介します。
「おんぽらとへ迎えにいき顔を見ると、あんた、来てくれたかねと言われました。外はもう真っ暗になっていましたが、車の中で、月が出た出たと口ずさんでおられました。気持ちがよかったんでしょうね」。

　以上でTさんの紹介を終わります。

## おわりに

　著しい精神症状、行動障害を抱えた方にとって、家族や介護保険によるサポートだけでは難しい場合が多いようです。重度認知症患者デイケアの治療的関わりを提供することにより、つらい思いを抱えていたお年寄りは集団の中で喜び、共感、達成感など、さまざまな感動を受けることとなります。日々、大小の感動を受けることは脳への刺激となり、症状は軽減、その後の進行も一般的に緩やかです。それがひいては、住み慣れた自宅、地域で長く暮らせることにつながるのです。そのためにも、医療における重度認知症患者デイケアの存在は意味のあることだと思います。

　ぼけても笑顔で暮らせる、認知症になっても「どんとこい」と安心して言える日本の社会になるようにと願い、発表を終わります。だんだん＊！

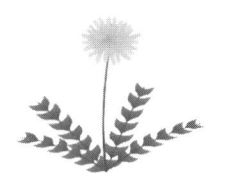

＊だんだん
出雲弁で「ありがとう」の意

# discussion 2

高橋：今日こうやって重度認知症患者デイケアというものをご報告しているのは、2年前に厚生労働省が、認知症のケアは介護保険で可能だから重度認知症患者デイケアは一定の経過期間を設けたうえで廃止すると言いだしたからです。とりあえず残ることは残ったんですが、診療報酬1日1,308点だったのが1,000点という点数になった。今年の4月の改定では何も変更がありませんでしたが、廃止云々が取り消されたわけではないのです。

今日シンポジストたちがお伝えしたことがどれほど皆さんに届いているかわかりませんが、私たちは重度認知症患者デイケアがあちこちにあって、介護保険のサービスと連動しながら充実していくことが、認知症の方たちにとって、あるいはご家族にとっていいことだと考えています。

それでは、シンポジストの方、言い足りないことはありますか。

## ～演者よりもうひとこと～

### スタッフの反発を乗り越えて

河口：発表の中で言いませんでしたけれども、サイコドラマをデイケアの中に取り入れるということに当たっては、かなりスタッフからの抵抗がありました。それまで、レクリエーションとか手芸とか楽しくやりましょうという雰囲気だったんですけれども、いや、本当にお年寄りの言葉を聞かなければいけないんだと私が主張すると、スタッフから何でそんなことをしなきゃいけないんだという強い反発があり、こちらがたじたじするような場面もありました。サイコドラマのディレクターを務めるのはとても大変なんです。「ディレクターなんかできない、そんなことをするんだったら出勤したくない」という声も聞かれるほどでした。断固闘いながらここまできたわけですが、スタッフもだんだん慣れてまいりまして、今日ご紹介した『かぐや姫』も久しぶりにデイケアに出て見せてもらったんですけれども、ああ、私の知らない間にこんなにスタッフが成長していたというのがすごくうれしいことでした。

本当にそんな大変な思いをしてデイケアをやっているということです。

### 変わりゆく認知症ケアの現場

宋：廃用症状というのは皆さんおわかりになります？ 歩かないと足の筋力が弱って歩けなくなる、こういうことを廃

用というんですね。

　先ほどの発表の中でも、重度認知症患者デイケアを使った後認知症のレベルを示すスケールを取ってみるとスコアが上がっているというデータが出ていました。これは廃用がよくなっているんですね。そして廃用が進まないから、その後、中核症状の進行も遅いんです。これが重度認知症患者デイケアの効果です。

　ところが、認知症は治らないものであって、デイケアというのは厄介な人をその時間ただ預かるところだという誤解の下に施策も進められています。

　学生のころ読んだ精神医学の教科書を見ていると、今自分のやっていることが奇跡のようです。これはなにも私が名医ということでは全然なくて、その教科書が当時、精神病院に入院して鍵の掛かる閉鎖の空間で放置されていたような認知症の人の経過を見て記載したものに過ぎないからなんです。だからそれは、病状そのものの進行に医療がつくった罪深い廃用がプラスされていたんです。

　この10年の間に認知症ケアの現場というのは大きく変わろうとしています。1つは障害をきちんと語れる当事者が現れてきたこと。そしてその傍らに、そういう障害があってもまだまだご本人らしく生き生きと生きられる部分があること、一つ一つのできないことはこうすればカバーできるよと提示できる支援者が現れてきたことなんです。

　それは重度認知症患者デイケアの取り組みが広がっていった結果ではないかと思っています。

## 認知症には心のケアが大切です

児玉：私は家族の立場ですけれど、デイケアでこの人はこういう感じでと、心のケアまで個別にいただけるので、母はもう91歳で大病もしますけど、行く場所もあって楽しい楽しいと言っています。

　実は私、グループホームの方で管理者をしておりまして、認知が最終レベルの方たちを今お預かりしています。この方たちは「自分がようわからんで怖い」とよく言われます。認知症の方たちは自分がどうなっていくのかがよくわからなくなっているみたいで、怖い、怖いと言われるんです。だからデイケアで心のケアまでしてもらってということが、とても大切です。

## 認知症はリハビリテーションの対象

廣澤：認知症の方もリハビリテーションの対象であるということを再度お伝えしたいと思います。リハビリテーションというのは、身体障害の方だけを対象にするのではありません。認知症の方は身体的にも精神的にも障害を持っていらっ

しゃる方です。そういった方に対して、いかに今ある能力を生かしてよりよく過ごしていただけるかということを考えることもリハビリテーションの一環です。その方にとって過ごしやすい方法をいろいろ考えていけると思います。

認知症になったからといって、もう何もできないというのではないということをぜひお伝えしたいと思います。

## デイケアで自分を取り戻していただければ

**野津**：実はつい先日亡くなられたメンバーさんがあります。たぶん今ごろお葬式の途中ではないかと思うんですけれども。校長先生もされた方で、最初は「こういうところは自分の来るところではない」とおっしゃっていたんですが、亡くなられる前日に奥様から電話があって、「小山でした踊りを家で踊って見せてくれました。あんな楽しそうな、フランクな主人を見るのは初めてです。本当に喜んでいます、ありがとうございます」とおっしゃってくださいました。

最初は抵抗があった方でも、デイケアを利用することで自分を取り戻して楽しむということを知っていただけたのは、すごくうれしいことだと思います。

～フロアから～

## デイケアは家族が面倒をみられなくなった老人たちを集めて管理する場だと思っていた

**会場C**：私は8年前に91歳になる父を亡くしました。亡くなる最後の3年間は、デイケアセンターというところに通所させていました。介護疲れからか私が透析に入ってしまって、週3回透析をしなければいけないということで、1人では通所できないので1種1級の障害者に1種1級の障害者が付いてそこに通うというような状態でした。

父はそこに行って最初の1カ月ぐらいは結構楽しいらしかったんですけれども、若いスタッフがそこに来ている老人たちを牛耳るんです。彼らが言った言葉は、'こいつらは年寄りの幼稚園生なんです、何もわからないばかなんです'ということでした。ひどい言い方ですけれども、もの忘れなどいろいろあるので、やっぱりそういうふうに認知して社会では管理するのかと思っていました。通所者同士のトラブルがあると所長が飛んできて、次からは通所させないというようなことを言うのです。

私はデイケアというのは、先ほど宋先生もおっしゃったように、家族が面倒をみられなくなった老人たちを集めて、そこで管理してもらう所なんだと思っていました。

でも、80年生きてきた高齢者であれば、2回か3回招集されて国のために苦労してきた人たちです。20年かそこらしか生きていない者に'幼稚園生'と侮辱を受けながら、そこでご飯を食べたり、今日は革たたきをしろ、今日はお手玉を作れということに耐えられますか？ 最後は、もう行かなくてもいいよと言って、父をうちに置いておりました。

今日ここに勉強に来まして、もし重度認知症患者デイケアというものを私が知っていたならば、私はお金を掛けても父をそこに連れて行って、老後を楽しく過ごさせられたであろうにと思いました。

デイケアで医者がいるといっても週1回1時間くらい来るだけで、それも顔色を見てすっと帰ってしまうのが普通、そういう通所しか知らない人間にとって、そこに医者が必ず介在して何らかの形ですぐ飛んできてくれる場所があるなんて、とても信じられません。もうちょっとPRをして、これだけのものがあるということを知らしめていただきたい。

## 認知症の医療や介護の仕組みをわかりやすくしてほしい

**会場D**：今年の7月に父が認知症になりました。今日のお話を聞いて運がよかったのか悪いのかちょっと悩むところですが、老健に入所できたんです。

でも、そこに至るまでどれほどの人に聞いたか、介護保険すら受けるのにいったいどういう仕組みになっているのか、実にわかりづらかったんです。このタイミングになったら一般のケアマネジャーを使ってください、このときになったら保険のケアマネジャーに聞いてください、こういう申し込みはここからしてください、本当にいろいろありました。なおかつ、今日ここへ来て、いきなりデイケアって何？です。

普通の老健でもプログラムを組んでいろいろな運動をしたり、みんなでクレープを作ったりしていて、なかなかいいところだと思っているんですが、今日ここへ来てみて、精神科のお医者様がいらっしゃって、いいところだということはわかるけれど、他のところとどこが違って、どれをどう使っていいのか、私たちにはわかりません。違いはこうですよということがもうちょっとわかりやすいような仕組みにしてくださることが必要なんじゃないかと思います。

## 認知症をとりまく医療の現実

**会場E**：介護者の会というのをもう十何年やっていますが、認知症になっても医療にかからない方が未だにいます。でもかかったとしても、病名が告げられて薬をもらって、あとは介護保険でどうぞで

終わってしまうのが普通です。この認知症に対して医療はここまでしかできませんとか、医療はここまでであとは介護の世界ですから介護でこうしてもらいなさいという、医療的な指示を出してくれる医師がいないんです。介護保険の現場では認知症がわかっていませんから、正しい介護が受けられません。それがいまの認知症の現実ではないかと思います。

医師にかかれと言われれば、地元の昔からの内科の先生にかかります。わかっているんだかいないような診断で、ああ認知症でしょうね、じゃあアリセプトでも飲んでみます？　アルツハイマーという診断も出さずにアリセプトを出す医師がいるわけです。それでこちらは高価なアリセプトを、治っていくと信じてずっと飲んでいる。確かに重度認知症患者デイケアで、認知症をよくわかっている専門スタッフが見てくれればそれほどうれしいことはありません。だけどそれは本当に数パーセント、あるいは0.数パーセントでしょう。

今、精神科の先生方がそんなデイケアを誰でも必要な人が受けられるようになるまで、どれほどの力をかけてくださるのか。日本中の医師にどこまで認知症の勉強をさせてくれるのか、その辺のご覚悟はいかがでしょうか。

**高橋**：非常に鋭いご意見で、おっしゃる通りの部分がかなりあります。精神科医が全部、認知症に対してきちんとした見方ができるかと言ったら、そういう医師は少ないでしょう。内科医や一般のかかりつけ医の先生で、認知症を深く理解している方の数はより少なくなるでしょう。皆さんの身近な現実と比較されると、われわれのことというのは別世界の存在なのかもしれません。

私たちは非常に少数派で、今日シンポジストが話したような認知症の理解の仕方もまだ十分に広がっていません。しかし宋先生もおっしゃっていましたが、ここ5～6年前から認知症医療・ケアはターニングポイントを迎えています。一言でいえば、認知症の人たちが自分の気持ちを話しだしたということです。

つまり、認知症の人たちは私たちが思っているよりはるかにわかっているわけです。本当はものを言いたいんです。ところがそういうことを言えるという体制を私たちは作ってこなかった。受けとめるアンテナを持たなかったわけです。

そういう反省を含めて、私たちがどんなことをしているか、何が大事か、いまできるかぎりの発信をし続けて行きたいと思っています。

### おわりに～お年寄りを診ないで何が地域医療だ！

**星野**：ぼく自身も精神科医になってから統合失調症に取り組んできて、認知症に

## 2 重度認知症患者デイケアの意義

は関心がありませんでした。ところが開業して地域医療をやろうということになると、「お年寄りを診ないで何が地域医療だ！」とある友人から言われて認知症に取り組み始めたんです。

取り組み始めてみると、認知症というのも百人百様、非常に豊かで、どうしたらよかろうと徹底的に私を困らせてくれる存在でありました。私を困らせてくれるし、家族も困らせているわけなんだけれども、生きている証としてそういうことをおっしゃっていると思うと、非常にいとおしくなってくるわけです。いとおしくなってくると医者が認知症のとりこになる。そういうとりこになるような医者が増えていってほしい。

これは昨年お伝えした体験談なんですが、いつもお化粧をしてきれいにしておられる85歳のおばあちゃんに素敵だとお伝えしたら、あの医者はすけべだと、すてきだすてきだと、私に結婚を申し込んだと、あんなすけべな医者のところへは行かないと来られなくなってしまったことがありました。

こんな失敗談はともかく、そういうふうに男性も女性も、80、90歳になっても色気があるということはぼくはすてきなことだと思っています。ご家族もそういうことを恥ずかしいと思うんじゃなく、「ああ、お母さん、お父さんはまだ生きる力を持っている」と思えるような世の中にしていかないといけません。

先ほどご家族の方がおっしゃったように、2つの大戦を経験したようなお年寄りの方たちが粗末に扱われるような国に今なっているんじゃないかという思いは、ぼくは本当に実感としてもっています。お年寄りが大事にされる医療、福祉となるように、私たちも頑張っていかなければいけません。

131

どんとこい！認知症
2009.8.2（日）
於　新宿明治安田生命ホール

3

**特別講演**

鳥羽先生のご専門は高齢者の老年医学ですけれども、認知症をはじめとして幅広く高齢者の医療に対してご造詣のある、大変ご高名な先生でいらっしゃいます。『老年学テキスト』を始めご著作も非常に多く、いろいろなご役職をされています。2000年4月より現職に就かれ、2006年11月からは大学附属病院のもの忘れセンター長を兼任をされています。

（高橋幸男）

## 3.

# 認知症への包括的アプローチ
## 穏やかに過ごすために

**鳥羽研二** 杏林大学医学部附属病院高齢医学教室教授
（現・独立行政法人国立長寿医療研究センター病院長）

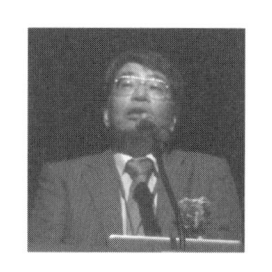

　私が勤めておりますもの忘れセンターは三鷹市にありまして、外来のスペースは比較的広く、内科系の高齢医学だけではなく、神経内科、神経科、さまざまな職種の人が一緒にやっています。

　診療目標は単純で、認知症の方が1日でも長く自宅で自立し穏やかな生活を続けるために、今現在認知症にいいと思われるサービスあるいは診断はすべて行うということです。

### 早期発見のために

　通常、実は5年くらい前からもの忘れが始まっていて最近ひどくなってきたということで私たちの外来にみえます。もっと早く見つけられれば、認知症に対する理解が深まって、患者さんもご家族も幸せになる道筋をより早く見つけられるわけですから、早期発見が大切です。

　ご家族が最初に気づいた認知症のエピソードは、すでにご承知かと思いますが、同じことを何度もたずねたり、物の名前が出ない、関心の低下、物のしまい忘れなどです。その頻度が3割くらいだったのが、外来には8

割、6割になってから来るというわけですから、この最初の時点で、本当に歳のせいだけなのか、病気がないかということを心がけていくことが、まずは早期発見に役に立つわけです。

「あなたは同じ話を何度も繰り返しますか」ともの忘れの人に聞いても、「わしはそんなことはない」と言うだけなので、その代わりに聞いたらいいようなことをいろいろ質問してみます。「昨晩何を食べましたか」とたずねてすらすら言えれば大丈夫ですけれども、それがなかなか思い出せないということになりますと、これは認知症の始まりということがあります。

生活の中では、身の回りのことができなくなってきます。男女とも買い物などが難しくなってきて、メモなしでは何を買うのか忘れたり、同じものを買ってきてしまったりします。女性の場合、料理で手の込んだことができなくてコンビニからお弁当を買ってきて食べるようになったというこ

---

**早期発見　私の記憶は大丈夫？**

① ☐ 物の名前が出ないことがある
　☐ 人の名前が出ないことがある

　⇒　思い当たれば②へ

　　② ☐ 昨日の夕食を言えない
　　　☐ 今日が何曜日なのか言えない
　　　☐ 孫の名前を全員言えない
　　　☐ （男性）メモがないと買い物ができない
　　　☐ （女性）材料から料理ができない

　　　⇒　1つでも当てはまれば③へ

　　　　③ ☐ 同じことを何度もたずねる
　　　　　☐ 以前あった興味や関心の低下
　　　　　☐ 物をなくす、物のしまい忘れ

　　　　　⇒1つでもあればより詳しい検査が必要！

とになると、これは認知症の疑いがあると思っていいわけですね。

それからお薬がいっぱい余っているとか、本当はまだ1カ月分はあるはずなのにもう足りなくなっているということがあると、疑わしいということになります。そのほか、お風呂が嫌いになってくることが多いんです。昔は毎日入っていたのに週に2回くらいしか入らないということになると、これは少し怪しいと思っていいかもしれません。

**脳の働きと認知症**

認知症といってもいろいろなタイプがありますから、脳の働きは知っておく必要があります。

頭の前の方を前頭葉、頭のてっぺんを頭頂葉と言います。後ろの方は後頭葉、脇にあるのは側頭葉です。役割が違っていまして、前頭葉は、感情処理と目や耳や鼻から入ったすべての刺激を情報処理する非常に重要な器官です。頭頂葉は立体の感覚、頭の後ろの方には目の中枢がありますし、側頭葉には言葉の中枢があります。

❶前頭葉が障害されると、涙もろくなったり、怒

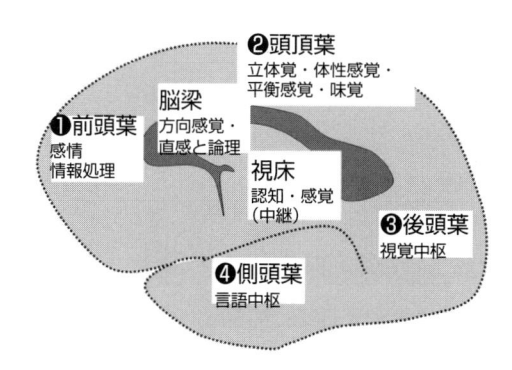

❷頭頂葉
立体覚・体性感覚・
平衡感覚・味覚

脳梁
方向感覚・
直感と論理

❶前頭葉
感情
情報処理

視床
認知・感覚
(中継)

❸後頭葉
視覚中枢

❹側頭葉
言語中枢

りやすくなったり、集中力が低下したり、意欲が低下するといったような症状が起こります。❷頭頂葉では、道に迷う、図形が書けない、時計が読めないといった症状。❸後頭葉ですと、レビー小体病といってパーキンソン病の親せきのような認知症があるんですが、変なものが見えたり、あるいは夜に夢見が悪くて突然起きて奥さんを殴ったり、敵が攻めてくると騒ぐ、というようなことが起こります。❹側頭葉では、言葉が出なかったり物の名前が出ないというようなことがあります。

　記憶が主体にやられるのがアルツハイマー病ですが、認知症にはさまざまなものがあるというわけで、単に集中力が低下したり涙もろくなっただけで認知症ではないと思っても、そうはいかない場合もあります。

> **うつによる認知症**
>
> 　認知症のなかには治る認知症がたくさんありますが、その典型的なものがうつによるものです。
>
> 　あるご婦人がご主人が亡くなった後、認知症疑いの状態でいらっしゃいました。大変落ち込んでおられて、脳の画像を見ますと、前頭葉の血液の流れが非常に悪いということで、うつが強い。意欲は低下していませんけれども、集中力や認知機能の低下があるわけです。
>
> 　お薬はなしで、取りあえずリラックスしてカラオケをやってくださいということで、1年後に来ていただきますと、記憶力は満点、うつも良くなって、頭の前の方の血の巡りも良くなっていました。ご主人が亡くなれば誰でもうつになります。時間という最大の薬、それから気晴らしのカラオケをやっただけで良くなるということですね。もちろん鑑別には、脳の画像で脳が縮んでいないことを確認することも大事です。
>
> 　そのほか、お酒をしょっちゅう飲んでいるためにビタミンB1が不足している人がいまして、そのような方は記憶力が低下していますので、要注意です。

## 失行・失認・失語

　認知症では記憶力の低下だけではなく、さまざまなことが起きてきます。

　〈失行〉－わかりやすいところでは着衣失行といって、上手に洋服が着られなくなります。軽度から色のバランスのいい服を着られないとか、中等度では服を揃えてあげないと着られないということがあります。これは軽度でも難しくなるんですが、今まで結んでいたネクタイが結べなくなります。重くなると、ズボンの片側に足を2本入れたりしてパンツがはけないとか、セーターをかぶれないなど、さまざまなことが起こってまいります。

　〈失認〉－久しぶりの同窓会で、同級生の顔はわかるんだけど名前が出てこないというのは誰しもあることですが、最後には子の顔を区別できないということになります。顔貌失認と言いますが、顔がわからなくなります。

　〈失語〉－最初は固有名詞が出ないんですけれども、だんだんあれを取ってそれを取ってと代名詞が多くなり、最後は7つの言葉しか出ないといったことになってきます。

　認知症の症状、重いものは誰でもわかるんですけれども、中くらいのもの、軽いものがあるといったことを知っておかないと、なかなか早期発見には役に立ちません。

## 認知症と身体の症状

　認知症の中には、初期から身体の症状が現れるものがあります。例えば「トイレが近くなってきた」「水

---

**こんな症状も
認知症の手がかり**

トイレが近い
飲み物にむせる
つまずきやすい
昔話ばかりする
涙もろくなる
元気が出ない
やせてきた

を飲むとむせる」「つまずきやすい」「人情もののドラマで涙腺が緩い」「昔のことばかり話し子どもにたしなめられる」「元気が出ない」「やせてきた」、このうち１つでも該当する人は、認知症に合併する症状ではないかということを疑ってみる必要があるわけです。

　頭の中心部の神経のネットワークのところに小さな脳梗塞が起きてくる場合も多いんですが、それが非常に甚だしい場合をビンスワンガー病と言いまして、歩行がおかしくなったり、トイレが近くなったり、嚥下障害が起きたり、場合によっては幻覚や妄想が出たりします。

　ネットワークの中でも頭の前の方の血の巡りが特に悪くなると、脳の循環障害の共通の症状を持ちます。特に脳室の近くの循環障害がどのような症状と関係があるかを調べてみますと、嚥下障害、体重減少、振戦、震えたり、筋肉が固くなるようなパーキンソンの症状とか、幻覚、妄想、あるいは泌尿器科と関係がある頻尿や尿失禁、整形外科と思われるような歩行障害、つまずき、転倒といった障害が起こってきます。

　このような病気の方は認知症に非常になりやすいし、場合によっては進み方も早いわけですね。したがってこのような症状は、認知症の１つの手がかりであるといえます。

## 発症を遅らせるために

　認知症の促進因子として、遺伝的素因、社会経済的要因、加齢などがあります。遺伝素因と言ってもApoEというものしかなくて、重要性はそれほど高くないんですけれども、それは治せません。それから経済状態が悪いといろいろな要因でぼけやすいといったデータもあるんですけれども、これもどうしようもありませんし、加齢もいたしかたありません。高血圧や生活習慣病、これはある程度防ぐことができますね。

　防御因子として、高等教育、降圧剤、それから食事と運動があります。ここではそれらについて説明していきたいと思います。

特別講演3

## 高血圧を治す

　血圧は非常に重要視されています。収縮期といって、上の血圧は認知症になる危険が2倍、下の血圧は3.5倍もあって、おのおのを治すと、実際お薬を飲まないときよりも0.7と半分になります。高血圧がなくてお薬を飲まない人よりも、むしろ高血圧で飲む薬の効果によって良くなる可能性さえ出てきているといいます。それは言い過ぎかもしれませんが、高血圧はきちんと治す、治療するということが大事だということがわかっています。

> **認知症の予防**
>
> 30分以内の短い昼寝は認知症の予防になるといわれている

## 魚をとる

　日本人でまったくお魚をとらない人はいないでしょう。とらない人はだいたい5倍くらいなりやすいということです。お魚は大事だということ、これ

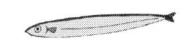

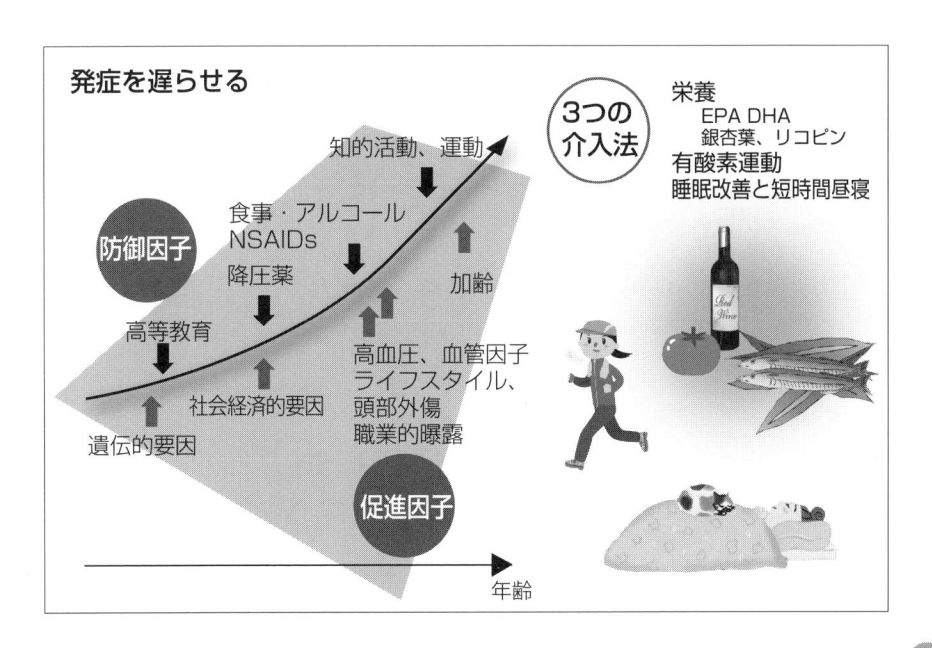

### 発症を遅らせる

**3つの介入法**

**栄養**
EPA DHA
銀杏葉、リコピン
有酸素運動
睡眠改善と短時間昼寝

**防御因子**
- 高等教育
- 社会経済的要因
- 遺伝的要因

知的活動、運動
食事・アルコール
NSAIDs
降圧薬
加齢
高血圧、血管因子
ライフスタイル、
頭部外傷
職業的曝露

**促進因子**

年齢

141

はほとんど知識として行き渡っていると思います。

## ポリフェノール

　フランスの赤ワインを飲むとぼけるのが半分になるという論文が、初期にフランスのボルドーの方から出たんですが、そんな都合のいい話はなくて、実際はワイン、お茶、野菜、果物など、フラボノイド（ポリフェノールの1種）の含まれているものをしっかりとると半分くらいになるということです。日医大の植木先生などは、1日に紙パックの野菜ジュースを1つ飲めば、たくさんの野菜をとれなくなっても大丈夫だとおっしゃっていますし、私もだいたいそのように勧めています。

## 教育と仕事

　大学までしっかり勉強した人は、神経細胞もネットワークを作りますからアルツハイマーが減るということがあります。しかし今さら大学に入るというのもできませんから、自分で考えて行うというような仕事をする人は、既成のマニュアルで働く人よりもぼけにくいといったこともあります。

## 結婚の効用

　もっと重要なのは社会的なネットワークで、その典型的なのが結婚の効用ということです。未婚の人は2.7倍ぼけやすいといわれています。結婚していて、子どもと週に1回以上会い友人とも頻繁に会う人は、結婚していない、友人とも会わない人に比べて、認知症の発症率が8分の1だということです。いかにコミュニケーションが大切であるかということですね。

## 生活習慣病

　生活習慣病との関係では、糖尿病が認知機能に悪いということがいわれています。甘いものや油っぽいものをいっぱい食べて脂肪肝になるような人もいけません。

## 食品添加物

　アルツハイマーというのは、どうも同じようなところで同じような生活をしている人に増えるということで、いろいろな原因が考えられてきました。昔は魚をとらないからだといわれていましたが、2009年4月に発表された論文で、加工食品や保存食に含まれている硝酸塩やニトロサミンがいけないんじゃないかと。だからアフリカからアメリカに移住したブラックアメリカンや、日本からハワイに行った人にアルツハイマーが多いんじゃないかといったようなことが、実はいわれているんです。

　対策としては、食品添加物の入ったものをとらないとか、冷凍食品でチンした料理や何が入っているかわからない外食をやめたほうがいいということで、なるべく無添加の安全な食材を使って自分で料理して食べるといったことになると思います。

## お薬の話

　アルツハイマー病薬として、現在日本では塩酸ドネペジル（商品名：アリセプト）しか認められていませんが、海外ではコリンエステラーゼ阻害剤*が販売されています。脳神経の細胞の間の連絡係をしているアセチルコリンという物質が壊れないようにするのが、コリンエステラーゼ阻害剤です。

　こうしたお薬を飲むと進行が抑えられますので、おむつのお世話になるのを2～3年遅らせることができるということになります。アルツハイマーということがわかったら、お薬で生活の質の低下を遅ら

*2011年より新薬として販売されている。詳細はp.13。

せることは可能ですし、非常に大事なことだと思います。

### 認知症治療薬と意欲の改善

　意欲がなくなると、日常生活上いろいろ困ってくることになります。朝自分で起きてこないと起こさないといけませんし、ごはんを食べなくなったり、トイレもちゃんと伝えてくれなくなると、介護が大変になります。さまざまな病気で意欲が落ちますけれども、脳血管障害や認知症といった頭の病気では、特に落ちやすいわけですね。

　それでは、意欲が落ちるというのは実際にどういう意味があるのでしょうか。意欲を10点満点で測る方法（表）はだいぶ前に考えられたものですが、療養型病床での統計で、意欲が9〜10点の人は1年半でも10人に1人くらいしか亡くなりません。意欲が1点ずつ下がるごとに早く亡くなっていって、2点以下では余命が半年もないという結果になっています。

**意欲の指標　Vitality Index**

| | | |
|---|---|---|
| 1）起床 | いつも定時に起床している | 2点 |
| | 起こさないと起床しないことがある | 1点 |
| | 自分から起床することはない | 0点 |
| 2）意志疎通 | 自分から挨拶する、話しかける | 2点 |
| | 挨拶、呼びかけに対し返答や笑顔がみられる | 1点 |
| | 反応がない | 0点 |
| 3）食事 | 自分から選んで食べようとする | 2点 |
| | うながされると食べようとする | 1点 |
| | 食事に関心がない、まったく食べようとしない | 0点 |
| 4）排泄 | いつも尿意便意を伝える／自分で排尿排便をする | 2点 |
| | 時々尿意、便意を伝える | 1点 |
| | 排泄にまったく関心がない | 0点 |
| 5）リハビリ、活動 | 自ら参加を求める | 2点 |
| | うながされて向かう | 1点 |
| | 拒否、無関心 | 0点 |

合計＝ _____ 点（10点満点）

気持ちが切れると、やはり早く亡くなっていくということがわかります。

　意欲の低下と脳の血流との関係を調べてみますと、前頭葉などうつとも関係がある部分や、目の裏の部分で血の巡りが悪くなっていることがわかります。アリセプトを出しますと、頭の前の方の血の巡りが悪いところが大変良くなって、だいたい半年から1年の間記憶力が維持されます。これに伴って多くの人で意欲も上がっていきます。

　ですから単にお薬で記憶力を良くするというよりも、意欲が向上して元気が出てきたときが、生活療法やさまざまな働きかけをする時期であるということを、私たちは知らなくてはいけません。このような時期にお薬だけに頼っていくと、アリセプトも効かんわいということになるわけですね。

> **認知症ケアを考えるポイント**
>
> 薬に頼るだけではダメ！　薬で意欲が向上したときに、さまざまな働きかけをすることが大切

## 根本治療薬の現実

　アルツハイマー病の原因としてアミロイド仮説があります。仮説というのは原因がよくまだわかっていないということですが、アミロイドという物質を作る前の蛋白がいろいろなハサミで切れていきます。アルファというハサミで切れると問題ないんですが、ベータというハサミで切れて、ガンマというハサミで切れたときに、アミロイドベータという小さな蛋白が切り出されてきまして、これが1つが2つ、2つが4つと倍数で増えて8つになるともう溶けなくなって頭に沈着して、それが神経細胞を壊すんだという仮説です。最近ではこの2つから4つの2人組と4人組に毒があるんだというようなことがいわれ

ています。それならば、これらを溶かして体の外に出して、老人斑をなくすことがアルツハイマーの根本治療になるのではないかと、数年前まことしやかにいわれていましたけれども、結局、老人斑が全部取れても記憶力で見るかぎり効果はゼロであるということがわかっています。老人斑は認知機能とは関係がないということです。

根本治療薬もだいぶ振り出しに戻ってきている可能性があるわけですが、だめだったということは実はほとんど報道されないんですね。本当はフォローしなくてはいけないのに、問題だと思います。

### 脳を活性化する

神経というものは、お薬だけでは治りません。やはり刺激が必要です。

いろいろなものが検証されています。バーギースという人が、現在70歳ぐらいで、どういうことをやっていた人が認知症が進みやすいか、悪くなりやすいかということを調べた論文があります。

マージャンやオセロは原文ではテーブルゲームと書いてあるのを私が訳したものですが、これをやっている人は0.26倍、4分の1に減るということです。楽器演奏は0.31。ダンスは0.24倍。相手がいて、これが一番よかったということですね。よく聞かれるのは「先生、散歩はどうでしょうか」。やらないよりはましだけど、ほとんど効果がなくて0.97倍です。私は筋力を鍛えるのに毎日階段を昇ったり自転車をこいだりしていますが、体には良くても頭には効果はないようです。

これらから言えることは、体を動かすと同時に、相手がいてコミュニケーションが必要なことをやると効果が高いということです。

任天堂DSとかいろいろな脳トレがありますが、それらは頭の血の巡りを増やします。前頭葉の感情面や眼窩面という意欲のところも血の巡りがどんどん良くなってきます。

脳というものは、どんなに歳をとっても使えば使うほど血の巡りが良くなって、それによって神経も発達するわけですね。使わないかぎり、いく

### アルツハイマー認知症の予防　運動・活動

| レジャー活動 | 認知症の発症危険度 |
| --- | --- |
| マージャン・オセロ | 0.26 |
| 読書 | 0.65 |
| 楽器演奏 | 0.31 |
| クロスワードパズル | 0.59 |
| 文筆 | 1.00 |
| 討論会参加 | 1.06 |
| スポーツ・活動 | |
| ダンス | 0.24 |
| 家事 | 0.88 |
| 散歩 | 0.97 |
| 階段昇り | 1.55 |
| 自転車 | 2.09 |
| 水泳 | 0.71 |
| ゲームスポーツ | 1.00 |
| グループ訓練 | 1.18 |
| 子守り | 0.81 |

らアリセプトを飲んでも、家でごろごろとくだらないテレビを観て寝ているばかりではまったくだめです。刺激を加えないといけません。

### 運動も大切

　やはり家でごろごろしているのはよくなくて、きっちりと体を動かして運動をするということが大切です。特に70歳以上では、定期的に運動していると、していない人に比べて、もの忘れが予防されたり抑うつもよくなります。毎日むやみやたらにするのではなく、だいたい週に2日30～60分が一番よいようです。「月に1回のゴルフでどうでしょう

か」というのは、これはだめだということがわかっています。

　運動の種類はあまり問いませんが、男性だけが集まってトレーニングマシンでやっているようなクラブは、女性のおしゃべりの多いクラブに比べて4分の1の効果しかありません。適度な運動を半年以上続けると、だいたい3倍の効果があるということがわかっています。

**回想法**

　「古いことはよく覚えている」ということを利用して頭を活性化しない手はありません。個人回想法というものをやりますと、記憶力が良くなったり、うつが改善したり、意欲が改善したりします。覚えていることに耳を傾けて、十分話を聞いてあげることが大切です。音楽を利用してもいいですし、さまざまな方法がありますけれども、話せば話すほど活性化されます。

　特に良くなった人の頭の血の巡りを見ますと、前頭葉の血の巡りの悪いところがきれいに活性化されています。単に一過性に、脳トレなどで血の巡りを良くするというのではなくて、自分が楽しいと感じられることや昔話をしながらしょっちゅうやっていると、頭の全体の血の巡りが平均して良くなってくるということがわかります。

## 認知症の進行への対応

　認知症の人たちを、老人保健施設、デイケア、在宅と、その居場所で比べてみると、デイケアには意欲があって日常生活も元気な人が来ていて、意外にデイケアも利用していない在宅の人のほうが記憶力が悪かったりします。老人保健施設は、認知機能が悪く日常生活が困難で、周辺症状の重い人をみているという形が平均像です。

　在宅の方の認知症が進行してご家族の負担が増えてきたときに、どういうことをしたらいいのか、ポイントをお話しします。

## 周辺症状

　認知症には、周辺症状といってご家族の苦労になるさまざまな周辺症状があります。アルツハイマーですと物をなくして盗られたと言うようになったり、脳血管性では前頭葉血流が落ちますので、悲しいような顔をしたり閉じこもったりとうつ状態になります。レビー小体型は、先ほど申し上げたように夢見が悪かったり混乱したりします。

　いずれにしても、このような周辺症状が介護負担に一番関係があります。これさえコントロールできれば、なんとか家でやっていけるという方が多いわけです。外来でやっていく場合に知っておきたい1つめのポイントは、周辺症状の特徴はどんどん悪くなっていくというものではなく、お薬である程度コントロールでき、それによってご家族も少し穏やかになるという相乗作用で、お薬をやめたあとも改善が持続する場合があること。2つめは、ご家族がその症状を理解して対応することによって激しさが緩和される場合があること。3つめは、さまざまなリハビリテーションに効果があり、反応性であるということです。

## 漢方薬の効果

　夜泣きの漢方薬である抑肝散というお薬を1カ月使いますと、妄想、幻覚、興奮、刺激するとすぐ騒ぎ出すという易刺激性に効果があります。お薬をやめても1カ月は良い状態が続きます。これはどういうことかというと、患者さんが穏やかになりますとご家族もいらいらしなくなって接し方が変わり、お

---

**認知症ケアを考えるポイント〜周辺症状をのりきる**

1 周辺症状は薬である程度コントロールできる

2 症状を理解し対応することで、激しさが緩む

3 さまざまなリハビリテーションに反応性である

互いに笑顔になってうまくいくのだと、このように私は考えています。2カ月くらいするとまたちょっと悪い関係が出てきますので、お薬を出すということになります。

## 施設を利用する

　環境を変えるだけでも効果がある場合があります。例えば特別ケア病棟にいくと興奮症状が半分に減るということですし、グループホームという、できないところを補いあって自分の残された能力を生かしながら共同で穏やかに暮らす施設がありまして、そこではお薬と同じように記憶力が1年間も維持されたり、周辺症状が少なくとも6カ月くらいまで大変穏やかになるといったことが示されています。家で大変になったら、このようなところを上手に利用するということも大切です。

　ただ、誰でもグループホームがいいというわけではありません。記憶力の変化を見てみますと、まだ非常に軽いもの忘れとか境界領域の人では、家にいるのが一番いいんです。グループホームに入れると逆に記憶力が悪くなってしまいます。そろそろおトイレもあやふやになってきたという頃が一番効果があります。非常に進んだ人では老人保健施設がいいということになります。どのような状態のときにどのようなサービスを受ければいいかというのを、上手に見極めないといけません。

## 認知症短期集中リハビリテーション

　2009年の4月から、デイケアでも認知症、高齢者短期集中リハビリテーションが認められるようになりました。もともとは老人保健施設の入所者だけしか受けられなかったんですが、まだ老健に入っていなくて受けたい方は、全国老人保健施設協会のホームページをご覧ください。

　このようなリハビリテーションが有効であるということは、4年くらい前まではほとんどの学者は信じていませんでした。そんなものは効かないだろう、薬しかないだろうと。けれども、すでに海外では活動療法は興奮症状の低減に有効であると、音楽療法、行動療法なども有効性を示されて

います。

　認知症短期集中リハビリテーションは、周辺症状に大変効果があります。具体的に言うと「物をなくす」「昼間寝てばかりいる」「介護を拒否する」「何度も同じ話を繰り返す」「言葉が荒くなる」「言いがかりをつける」「場違いな服装をする」「無関心」「昼夜逆転」など、ほとんど万能薬です。ただし、徘徊などには効果がありません。

　できるところは残念ながらまだ少ないのですが、機会があればぜひ利用していただきたいと思います。

> 認知症短期集中リハビリテーションについてはp165-172を参照

## 最終段階の認知症ケア

　さて、認知症になるとだんだん機能が低下してきます。トイレのことが不自由になってきますし、もっと進んでくるとごはんも食べられなくなってきます。あいさつができる人とできない人では生命予後に差があるわけですけれども、残された機能、少しでも笑顔やあいさつが見えればそれを引き出してあげることが大事です。

　腹臥位療法*というのがありまして、非常に進んだ認知症の方に、車いすに座れる人は座って、座れない方でも少し起こしてあげて腹圧をかけると便秘がよくなるんですが、それだけではなくこれにより意欲が改善してきます。

　また、トイレに連れて行っておしっこをさせてあげると、おむつのままの人より意欲が上がってきます。意欲が上がってくれば生活能力も上がってきます。トイレで排尿できたりすると、それによって人

> *腹臥位療法
> １日に数回手のひらを下にしてうつ伏せになることにより、脳の視床下部に刺激を伝え、全身の機能を改善する療法。

> **認知症ケアを考えるポイント**
>
> トイレで排泄することは、意欲を高めADL（日常生活を営む最低限の動作）を向上させる

> 認知症でも季節が感じられるように、季節感を生かした行事や食事を心がける

間らしい心の活性化もできるということですね。

もちろんご家庭ではできないことも多いと思いますが、残された機能を少しでも生かしてあげることが、進んだ認知症に対する最終的な良いケアになってくると思います。

## おわりに

認知症のケア、医療に共通の注意点は、なくなった能力を責めるのではなく、今ある能力を最大限に生かすことです。特に趣味や特技といったものを生かしてあげないと長続きしません。個人を生かした生活訓練療法が大切ですし、認知症では季節感や時間の感覚が落ちてきますので、夏祭り、花火、盆踊りといった日本の季節感を生かした行事に巻き込んでいくことも大切です。

お食事もいつも同じようなものではなく、秋になったら秋なすは嫁に食わすななどと言いながらなすを出してあげる。その季節にあるものを出してあげて、季節を感じる話しかけをしてあげることが大切です。

その人の、趣味や特技を生かした治療法をやるということは、その人の脳の謎に迫るものです。脳はまだまだ全然わかっていません。どこまでやればどこまで良くなるかということは、まだまだこれから明らかにしていくべき課題です。無限の可能性もありますので、お薬だけに頼らず、ご家族も医者も協力していい刺激を与えていくことは可能であると、私は思っています。

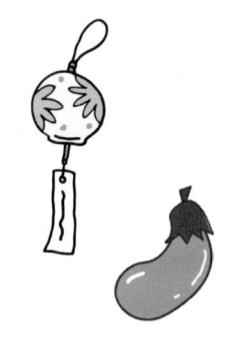

## 質疑応答　アリセプトを増やすタイミングは？

**会場A**：アリセプトを5ミリから10ミリに増やす段階というのは、先生はだいたいどういうことを基準にしておられますか。

**鳥羽**：アリセプトがある程度効いていて、次第に効かなくなった時期に適切に判断すればいいと思うんですけれども、10ミリにするとどうしても消化器症状の副作用が多くなるので、それで食欲が落ちてしまっては元も子もありません。いきなり5ミリから10ミリにするのではなく8ミリにするとか、様子を見ながらやるのがいいと思いますし、場合によってはアセチルコリンを増やせばいいわけですから、アリセプトと漢方薬といった、合成作用のある漢方薬を併用するということも1つの方策です。

ただ、10ミリにすれば大変良くなる人もいますので、消化器症状があまりなくて、今まで効いていた人が少し効き目がなくなったときにやるというのであれば、私はむしろ早めに、今まではMMSEが1年1点しか落ちてこなかったのが、急に半年で3点落ちたというときにやるべきだと個人的には思っています。

ただし先ほど言いましたように、アリセプトだけではだめです。生活全般を見直して、その人に本当に刺激が入っているかどうかを見ないといけません。

## シンポジウム 3.
## あらためて認知症医療を考える ― 重度認知症患者デイケアを中心に

デイケアというと介護保険のデイケアやデイサービスのイメージが強いと思いますが、それよりはるか前から精神科の医療機関ではデイケアが行われていました。その中で「重度認知症患者デイケア」は、医療面をきちんと整備した認知症のためのデイケアです。今日はシンポジウムの中で重度認知症患者デイケアの姿というものが紹介されると思います。

たとえ認知症になっても、住み慣れた町で健やかに過ごしていく－そのためには、家族のみの負担を強いるのではなく、地域全体で支えていくシステムづくりが必要です。その第一歩は、市民レベルで認知症という病気を正しく理解すること。その一助となれば、この講演会も意味があると思っています。

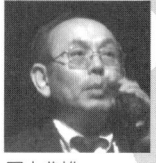

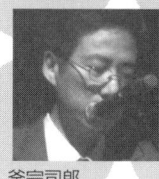

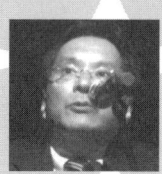

岡本典雄　　釜完司郎　　平川博之

# 3.1 あらためて認知症医療を考える

# 精神科クリニックのもの忘れ外来

岡本典雄
静岡県・岡本クリニック
精神科医

　精神科の診療所が認知症の方に対して、どんな診療をしているかという、おおざっぱなお話をさせていただきたいと思います。

## ● 地方都市におけるコミュニティと認知症

　静岡県の遠州地方では、以前は各町に1つずつ老人ホームがあって、町で老人ホームを運営していることが多かったんです。認知症の方は周辺症状の苦労が多いわけですけれども、こういった地方都市では必ず地元で面倒をみてきたという歴史があります。市町村合併で3つの市になって今はもうない町もありますが、そのような特徴は今も残しております。

　私のクリニックのある菊川市は人口5万で精神科の診療所は1つだけです。外来での診療はもちろんですけれども、介護保険関係のことや、市からの依頼もたくさんあっていろいろな仕事をやらせていただいております。老人ホームから月2回来てくださいということをよく言われるのですけれども、要望が多くて、とても月2回は行けないような状態で、月1回だけ出かけております。

　軽費老人ホームというのがありまして、生活が自立した方でそんなに認知症もひどくない方がいらっしゃいますけれども、認知症がひどくなって特別養護老人ホームなどへ移ってもらいたくないということで、職員の方がよく連れてこられます。

## もの忘れ外来とは

　もの忘れ外来とは、認知症を専門に治療する外来のことだと思っていただければいいんですが、もの忘れの治療ができるようになってからたくさんできてきました。鳥羽先生にいろいろお話しいただいたので簡単に申し上げますと、まず診断です。いろいろな認知症がありますし、認知症と区別の難しい精神科の病気もありますので、それを診断します。治療としては、中核症状と周辺症状の治療です。いずれも根本的な治療がないので対症療法ということになります。

　それから認知症は慢性の病気ですので、病気の治療だけをしていますと生活が破たんして外来に来られなくなってしまいます。ですから、生活のことをいろいろ考えて指導したり、介護保険の利用は当然ですが、ほかの医療機関や福祉関係者とも連絡を取り合いながらやっています。

　患者さんやご家族から「もの忘れ外来はどういったところへ行けばよいのかわからない」とよく言われます。精神科や神経内科、脳外科などでやっていますが、それぞれの科に特徴があって、精神科では周辺症状の治療と生活についての支援をしています。リハビリも得意分野です。

---

**もの忘れ外来 各科の得意分野**

精神科＝症候学、周辺症状の治療と生活支援、リハビリ

神経内科＝診断

脳外科＝手術

## 認知症治療の変化

　私もずいぶん長いこと認知症治療をしていますが、だいぶ様子が変わりました。特に精神科は敷居が高くて、周辺症状のある方が、本人は行きたくないけど家族が困って連れてくるという感じだったのが、1999年頃アリセプトという薬が出ると、もの忘れがよくなると薬のことがだんだん知れ渡って、自主的に来られる人も増えてまいりました。

　周辺症状でこられる場合、周辺症状は認知症がある程度進んでから出てくるものなので、認知症の程度も進んでいる人が多いんです。また周辺症状の原因として家族関係もあるものですから、家族関係がちょっと複雑であることもあります。

　もの忘れを主訴とする中核症状では、比較的軽い人が来ます。生活環境が良好で、どちらかというと家族が熱心な方が多いという傾向があります。

## 鑑別の重要性

　4大認知症の他に、よくなる認知症として慢性硬膜下血腫などがあります。精神科で特に問題になるのは精神疾患です。うつ病や統合失調症、精神遅滞の方が歳をとってくると、認知症との区別がつきにくくなります。

　老人ホームに行きますと、こういった方たちがたくさんおられますので、果たしてこの人は認知症なのかと非常に迷うことがあります。よくなる場合もあるものですから、しっかりした診断をすることが大切です。

**症例－慢性硬膜下血腫**
　74歳の女性。多発性脳梗塞という診断で内科で治療を受けていた方です。「元気がない、食事がとれない、起きられない」ということで、内科の先生が抗うつ薬を出されてしばらく治療をしていたのですが、あまりよ

くならないということで私のところに紹介してこられました。

診察しましたら、意欲がないなどうつ病らしい症状があるのですが、なかなか質問に答えられず、いろいろ考えているのですが言葉が出しにくいというか、ちょっと困惑しているような状態でした。

ご主人の話ではもの忘れもあるということで、認知症も考えられる。ただ、なんとなく変だなという気がしましたのでCTを撮りましたら、頭の中が出血していて脳を圧迫し、脳のしわがなく脳室というものがなくなってしまったという状態でした。慢性硬膜下血腫だったんです。

運よくすぐに脳外科の先生に手術していただくことができ、手術自体は頭に穴をあけて血を抜くだけで、そんなに難しくないようですけど、3週間くらい入院しました。その後順調に回復されましたが、こういうものを見落とさないことが非常に大事だという例です。

## アリセプトの効果

認知症治療の基本は、薬物療法、非薬物療法との組み合わせです。中核症状の治療はアリセプトを使って、あとはリハビリを行います。薬だけということは考えられません。家族の指導、それから介護保険との連携などを組み合わせて行います。

4大認知症のなかではアルツハイマー型認知症が

**アリセプトの効果**

活動性が高まる
表情がよくなる
よく話すようになる
混乱がへる
周りがよく見えるようになる
もの忘れ、見当識障害の改善

**アリセプトの副作用**

消化器症状（吐き気、下痢）
焦燥感、多動、徐脈、失神

多いので、アルツハイマーの治療が重要ということになるわけです。

　根本的な治療薬の研究がされているわけですが、今は対症療法しかありません。アリセプトもあくまで進行遅延、対症療法なんです。レビー小体型認知症や血管性認知症にも効果があるといわれています。

　アリセプトの効果ですが、外来で診ていると、元気になるんです。2週間あるいはひと月後に患者さんを診ると元気になっています。もの忘れ、見当識障害はなかなか家族の人もわからないので、ご家族からは確認できませんけれども、検査をするとよくなっているのが確認できます。

　この薬の副作用は胃が気持ち悪くなること、吐き気や下痢、それから焦燥感が出ることもあります。また、元気になるということはいいことなんですが、例えば周辺症状がある人が元気になると余計困ります。徘徊がある人が余計徘徊するということになるものですから。多動は活動性が高まるという薬の効果なんですけど、見方によると副作用になってしまうというところがあります。

### 〈長期的検討〉

　岡本クリニックのもの忘れ外来では、患者さんを定期的に検査しています。長い人はもう5年になります。

　CDR*（0～3；数字が高くなるほど認知症が重い）は重症度を示す尺度ですが、最初はアリセプトが効きますのでCDRが下がります。1年8カ月を過ぎるとまただんだん悪くなってきて2年8カ月ぐらいたつと投与前より悪くなっているという結果です。

　全般的にはそういったことなんですが、やはりよくなる人、あまりよくならない人、途中でやめてしまう人がいます。

　アリセプトは1年くらいの効果だといわれていますが、いろいろな例があって、いい人はずっと経過がいいわけです。

　経過不良の人はいろいろな人がいます。まず歳が若い人。それから治療

3　あらためて認知症医療を考える

```
CDR
悪 1.80
  1.60      投与前の水準
  1.40
  1.80
  1.00
  0.80
  0.60
  0.40
良 0.20
  0.00
    投　4　8　12　1　1　2　2　3　3　4　4　4　5
    与　カ　カ　カ　年　年　年　年　年　年　年　年　年　年
    開　月　月　月　4　8　　4　　4　8　　4　8
    始　　　　　　カ　カ　カ　　カ　カ　　カ　カ
    　　　　　　　月　月　月　　月　月　　月　月
```

**アリセプト投与―5年間の推移**

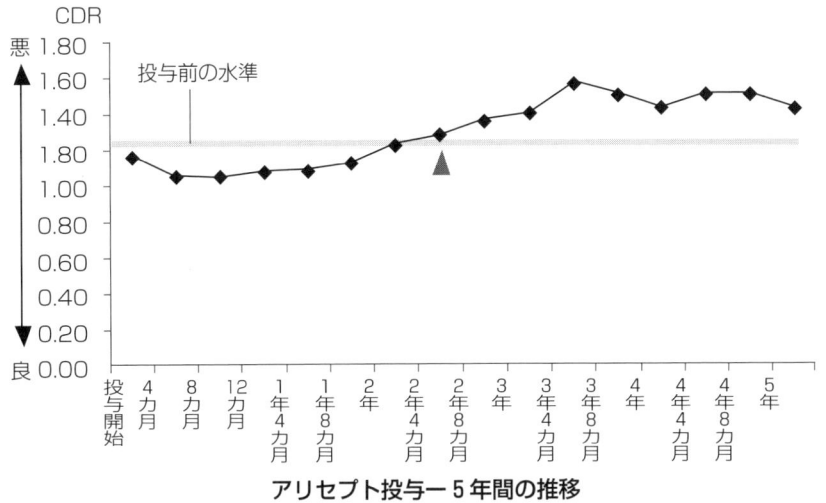

＊臨床認知症基準（CDR）
記憶、見当識、判断力と問題解決、社会適応、家族状況および趣味、介護状況の6項目を5段階で評価したもの
　CDR0　　健康
　CDR0.5　認知症疑い
　CDR1　　軽度認知症
　CDR2　　中等度認知症
　CDR3　　高度認知症

開始までの期間が長い人はやはり経過があきらかによくないです。家庭の状況が悪い人もよくないですね。あと、生活を充実させるためにデイケアはとてもいいけれども、行ける人と行けない人があります。内向的な性格の人は行くことを嫌がりますので、こんな人はあまり経過がよくないような気がいたします。一番困るのは、周辺症状が出てくる人ですね。

　一方、良好な人では、リハビリをやっていて経過がいいわけです。5年間ずっと同じような状態を

> **経過不良の原因**
> - 歳が若い
> - 治療開始までの時間が長い
> - 病識がない
> - 治療に消極的
> - 家族の協力が乏しい
> - 本人の性格
> - 内向的、神経質
> - リハビリがない
> - 目標、デイケア、生き甲斐がない

保っていれば、ほとんど家で生活できますので、これは勇気付けられる結果だと思います。

## 『家族は第二の患者』

　周辺症状は、やはり介護している人が非常に大変になります。外来に認知症の患者さんが１人で来ることはありませんので、家族の方と来られるわけですが、一番元気で顔色がいいのは患者さんで、むしろ介護されている方が青白い顔をしているということが多いです。

　介護者を『第二の患者』というのはまさしくその通りですし、介護者にゆとりがないと、患者さんにいろいろな問題行動が出てくるようです。『周辺症状は介護者の鏡』とも言われます。患者さんはもちろんですが、必ず介護者を支えるようにしています。

## 問題行動と睡眠へのデイケアの効用

運動量を記録するアクチグラフというのがありまして、棒がたくさんあるところは、動いているところです。動いているということは寝ていませんので、睡眠の判定にもなります。これでみますと、土、日だけ夜動きまくっていることがわかります。土曜日と日曜日だけ徘徊やせん妄がありますけれども、どうして土、日だけこういうふうになっているのでしょうか。

実はこの方はデイケアへ行っているんです。土曜日と日曜日以外はデイケアでいろいろ活動していたので、夜はちゃんと寝ていたということなんです。土、日はデイケアがなくて、昼間寝ているんです。デイケアの効用という例を1つお見せいたしました。

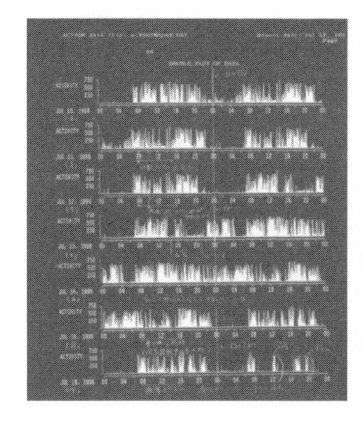

## 精神科治療薬への誤解と偏見

抗精神病薬、抗不安薬といった薬を私たちは使うわけですけれども、老人ホームに出かけたときに、従業員の方から精神科の薬に関して次のような質問がありました

『精神科薬が精神的拘束となることがあると思われますけど、先生はどう思われますか。自分は便秘になれば下剤を飲むし、眠れなかったら風邪薬を飲みます。精神科薬によって精神的に落ち着くようなら服用した方が本人のためにいいと思うし、副作用

> **向精神薬の適切な使い方のポイント**
>
> - 副作用の少ないものを使う
> - マイナー（抗不安薬）よりメジャー（抗精神病薬）
> - 量を少なめに
> - 内服時刻は症状に合わせて
> - 費用を考慮する
> - 薬への理解を深めていただく

や本人の動きを拘束してしまうなら、投与しない方がいいのかなと思う。入居者本人の気持ちがわかれば一番いいと思うけど、わからないときはどうすればいいと思いますか』。

　精神科の薬というのは、皆さん怖い、副作用が心配というようなことを言われますが、やはり施設の方もこのような考えを持っているのだということがわかって、私はとても勉強になったんです。

　頭痛や便秘は誰でも自覚ができるわけですが、精神症状はなかなかわかりにくい。入居者本人の気持ちがわかれば一番いいわけですけど、認知症にならないかぎり、認知症の人はどういうふうに苦しんでいるかがわからない。だから評価が難しい。精神科の薬を使うというのはなかなか難しいと思います。

　適切な使い方としては、高齢者の方はとくに量は少なめにとか、副作用を少なくするということですが、精神科の医者をまず信用していただき、処方を信頼していただくことで、精神科の薬への理解を深めていただきたいと思っています。

## 3.2 あらためて認知症医療を考える

# 認知症短期集中リハビリテーション

平川博之
東京都・ひらかわクリニック
精神科医

## ● 認知症－ケアに走りすぎた10年

　2000年に介護保険が導入されましたが、その当時の要介護者のイメージというのは「脳出血や脳梗塞あるいは転倒等によって体が不自由になり、日常生活を送るうえで様々な身体的介護が必要となった方」というものでした。

　ところがいざ介護保険が始まってみますと、要介護者の中に認知症者が想像以上に多いことが浮き彫りにされました（p.4参照）。私ども現場の人間も慌てましたけれど、国も慌てたわけです。しかしながら当時、認知症に対しての治療やケア、その他含めての戦略はまだまだ未熟でした。その結果、この10年で何が起こったかというと、「認知症はケアが大切」だということになり、特にBPSDといわれる周辺症状が出現するのはケアが悪いからだという話まで出てしまうようになりました。そもそも認知症は脳の病気であるにもかかわらず、病気の治療のほうはおろそかにされたまま、認知症にはケアが大切だと声高に叫ばれてきたわけです。

　診察室にご本人とご家族が来られますと、ご家族の顔色のほうが悪くて元気がない印象をうけます。実際介護されているご家族はもちろん、特別養護老人ホーム、老人保健施設、あるいは療養型の医療施設等の介護スタッフも、「とにかくケアで踏ん張れ」とはっぱをかけられ、安定剤等のお薬を飲ませれば「それも1つの身体拘束だぞ」と脅されながら、懸命に頑張ってきたわけです。しかしながら、さすがにこの10年でご家族もスタッフも疲弊してしまい、閉塞感を生んでいるのが現状です。

　繰り返しになりますが、認知症は「脳の病気」です。それにもかかわら

ず医療の面が非常に軽視されてきました。確かに医療的な戦略が未熟だったこともありますけれども、あまりにもケアの方に走り過ぎたのではないかという感想を、僕は個人的に持っています。

　そのような現場を見ながら、ここ数年来、認知症に有効な医療を何とか確立できないかと模索してまいりました。医療といっても現状は、アリセプトのほか数種類しかない対症療法薬での薬物療法が中心というのが事実です。そこで私たちはいくつかの調査研究を行い、非薬物的な治療として、リハビリテーションという分野に注目しました。

## ●短期集中リハビリテーションの試行的事業への取り組み

　厚生労働省の国庫補助金を得て、平成16年に「介護予防に資する老健施設における、短期集中リハビリテーションの在り方に関する試行的事業」、平成17年は「老健施設における、要介護高齢者の状態像に合わせた、短期集中リハビリテーションの在り方に関する試行的事業」という2つの研究事業に取り組み、老健施設に入所されている軽度の認知症の方に1回20分間、週3回マンツーマンで認知症対応のリハビリを行って、その効果を見るという研究を2年続けて行いました。

　その結果ある程度の効果が得られたので国に提出しましたところ、平成18年度の介護報酬改定で、老健入所3カ月以内の軽度の認知症の方に関して、1日20分以上週3回、3カ月間続けて集中的にリハビリを行った場合の介護報酬が認められました。しかしながら1回60単位という、実施担当者である理学療法士PT、作業療法士OT、言語聴覚士STなどの専門職を雇用することもできないというようなお粗末な報酬額であり、今後本当に効果があるかどうか引き続き検証するようにとの注文も付けられました。

　そこでわれわれはさらに認知症のリハビリテーションについての調査研

究の事業を行いました。この調査研究では、本日特別講演をされた杏林大学の鳥羽先生に研究班の班長になっていただきまして、それ以外にもTV番組によく出演される長寿医療センターの遠藤先生、あるいは香川大学の中村教授といった、第三者の専門家の先生方に班員になっていただき、同時に厚生労働省からもオブザーバーを出していただきました。

　この研究では、3カ月間リハビリを実施した群と実施しなかった群をそれぞれ無作為に抽出してその差を見ることとし、「学習訓練法」「言語コミュニケーション療法」「運動療法」「回想法」「音楽療法」等を行い、知的レベルや活動や意欲などを点数化して、リハビリの前後で良くなったか悪くなったか、比較検討しました。

## 「個人回想療法」

　やり方にはいろいろな方法がありますが、こちらの回想療法のやり方としましては、少年少女時代にさかのぼり現在に向けて徐々に時代を進ませていく方法です。最初は少年時代、あるいは少女時代によく遊んだこと、どのような遊びをしていたか、どのような駄菓子を食べていたか、そのようなたわいのない話で結構だと思います。

　その後、学生時代にどのような生活をしていたか、そのときの世間、風俗はどんなであったか、戦争を体験している人であれば、戦時中はどんな生活をしていたかをテーマに話し合いをするわけです。時間はおよそ20分以内で、それ以上になりますと集中力が欠けるということがございまして、話が盛り上がらなければ20分程度で結構だと思います。

　話が盛り上がった場合には機械的に打ち切るのではなく、継続させることも重要ですので、多少時間は余裕を持たれた方がよいと思います。

## 「学習訓練療法」

　学習訓練療法は20分間、あくまでも1対1でやるというところに、このリハビリテーションの意味があります。その前に当然ながら認知症の専門医がご本人を診察し、その方がリハビリ対象に該当するか否か見極めることが大切です。専門医の診断のうえで、リハビリの専門職と共にプログラムを決めて、そして個別に行うところが、このリハビリテーションのミソなのであります。

　例えば、認知機能訓練として、個別プログラムで読み書き計算といったものを行うわけですが、見当識（時間や場所や人の表情、顔がわからなくなること）、「注意」「言語」「構成」「記憶」「計算」「推理」などの項目につきまして、右側の方に対応の課題があるわけです。

---

### 個別課題プログラム

共通課題として
　①読み　②書き　③計算・・・
共通課題に加え苦手な領域をターゲットにしたトレーニングを実施
　→共通課題（脳の活性化）＋個人に応じた課題　＝　□

| COGNISTAT 検査項目 | 対応課題 | | | | |
|---|---|---|---|---|---|
| 見当識 | RO | 日めくりカレンダー | 季節の話題 | | |
| 注　意 | 手指の運動 | 図形模写 | 注意の持続課題 | 選択性注意の課題 | 注意の転換課題 |
| 言　語 | 音読 | 文章の要約 | 復唱 | 絵の説明 | |
| 構　成 | 図形模写 | 型合わせ | タイル構成 | | |
| 記　憶 | 手指の運動（視覚運動） | 図形の記憶模写 | カードの位置記憶 | 復唱（視覚記憶） | |
| 計　算 | 計算 | | | | |
| 推理（類似） | カテゴリー化 | 連想ゲーム | しりとり | | |
| 推理（判断） | 迷路 | | | | |

3　あらためて認知症医療を考える

例えば「注意」では、ぐう、ちょき、ぱーをやったり、持続課題としては、数字を順番に1、2、3、4、5と線で結んでくださいといった課題になります。「推理」ではカテゴリー分け、絵カードや文字カードを使って分類してもらいます。

「型合わせ」というのは、型に合った物を合わせてもらうといったような課題を行うことになります。

「図形模写」は、お手本の図形を模写してもらったり、タイルを同じような形で構成してもらうということです。

これはあくまでも、頭を良くするというトレーニングではありませんから、その方にきちんとアセスメントをして、これぐらいの程度ができる、気持ちよくできるというレベルを選んでやっていただく。そして、共に成功の喜びを味わうということが、大事なことになってくるわけです。

## 認知症リハビリテーションの効果

以上のことを行った結果、例えば「日常生活動作（ADL）」につきましては、左側がまったくリハビリをやらなかった群、右側がリハビリをやる前とやった後で、明らかに認知症リハビリをやった方が点数が改善しているということがわかります。普段ほとんどデイケアにも行かずにご自宅でごろごろしていた方だと、施設生活に入るだけで少しは運動機能が向上しますが、やはりリハビリをやると、さら

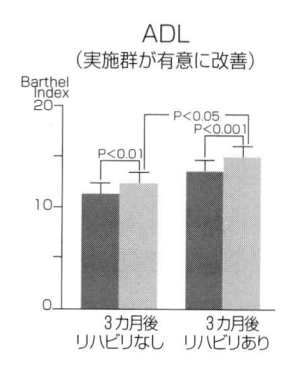

ADL
（実施群が有意に改善）

Barthel Index
20ー

P<0.05
P<0.001
P<0.01

10ー

0ー
3カ月後　3カ月後
リハビリなし　リハビリあり

169

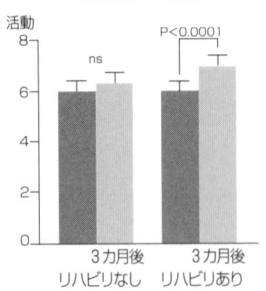

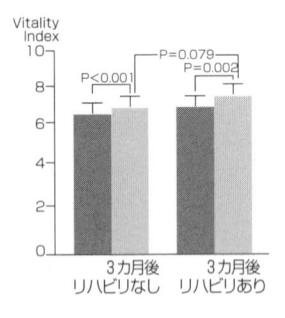

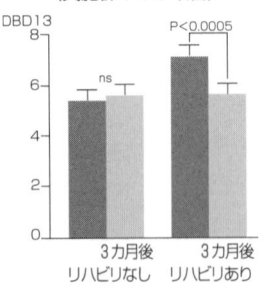

に大きな日常生活動作の改善が見られます。

「活動」では、対照群のリハビリをやらない方では差はなかったんですが、リハビリをやった方では明らかに改善しました。

「意欲」についても、リハビリ群の方が有意に改善しました。

一方周辺症状は、リハビリをやった方は明らかに改善しています。

具体的には同じことを何度も聞いてきたりするとか、昼間常に寝ているとか、あるいはお風呂や食事、薬を飲むことを拒否するとか、テレビやリハビリテーション、レクリエーションに無関心だった方が、リハビリ実施で改善し、昼夜逆転、生活リズムが改善するといったことについての効果を見ることができました。

以上の結果を厚生労働省に提出しましたところ認知症のリハビリの効果が認められ、介護報酬が先ほど申し上げた60点から240点へと一気に4倍になり、必要な専門職を雇い入れることができるようになりました。

しかも、老健施設の入所者にしか行えなかったこのリハビリテーションが、平成21年4月からは介護療養型の医療施設でも実施可能となり、さらに通所のリハビリテーションつまりデイケアでも実施可能になりました。こちらの方は週に2回ですけれども、専門職によってマンツーマンできちんとリハビリが行われます。

## 3 あらためて認知症医療を考える

> **認知症短期集中リハビリテーションについて**
>
> 〈場所〉
> 介護老人保健施設、介護療養型医療施設、通所リハビリテーション事業所で実施
>
> 〈受けられる方の条件〉
> 要介護認定1～5で老人保健施設に入所サービスを利用している方で、利用開始3カ月以内の方
> MMSEまたは長谷川式簡易スケール5～25点相当の方
>
> 認知症短期集中リハビリテーションを受けられる施設一覧は社団法人全国老人保健施設協会のホームページに掲載しています。

　対象者についても、当初は軽度の認知症者だけだったのですが、平成21年4月からは中重度の方にも範囲が拡大されました。

　認知症リハビリテーションが、認知症者の周辺症状、特に意欲の改善に有効であることを、科学的根拠に基づいて実証することができたことで、認知症に対する医療からの新しいアプローチを確立するという目的が果たせたわけです。

　ただし、私どもはわずか20分間のリハビリだけで認知症が良くなったと考えているわけではありません。20分間という短時間ですが、1対1、マンツーマンでリハビリをすることで、密接な対人交流を通して信頼関係が確立され、あるいは認知症の方の不安の軽減にも役立ったのではないか。つまり、リハビリをマンツーマンで20分間やったことで認知症の方の心が穏やかになり、その後の食事や入浴拒否

などの改善につながっているのではないかとも考えています。

## おわりに

　認知症短期集中リハビリテーションは、もちろんすべての認知症者に有用というものではありません。効果の出やすい方や、実施時期の問題もあります。これから先はきちんと対象者を検討しながら、本リハビリを大切に育てていかなければならないと思っております。

　最後になりますが、現在精神科医療機関で行われている「重度認知症患者デイケア」というのは、この私どもの研究した認知症リハビリテーションと内容的に重複するところがたくさんあります。しかも「重度認知症患者デイケア」には精神科の専門医、さらには作業療法士といった専門職がいます。今後、重度認知症患者のデイケアが評価を得て、全国に拡大していくことを願っています。

## 3.3 あらためて認知症医療を考える

# 2つの困難事例をとおして

釜完司郎
福岡県・かん養生クリニック
精神科医

　平成10年11月に精神科診療所に医療保険の重度認知症患者デイケアを併設し開業をいたしました。当時は認知症の方のためのデイケアや通所施設はほとんどなく、認知症の方が徘徊等問題行動のために家で見ることができなくなると、入院をするしかない場合が多かったと思います。

　デイケアという言葉自体、世間であまり知られていませんでしたし、認知症そのものに対しても皆さんがぴんとこないという状況でした。しかし実際的な知識、経験が少ないなか、われわれスタッフは今より明るくできた部分がなぜかあったようにも感じます。

　その後、平成12年より介護保険制度が施行され、現在では立派な介護施設が当地でもたくさん見られるようになりました。介護施設の方々のご努力もあり、以前は介護施設では対応が不可能と思われていた場合も、相当な部分対応できるようになってきました。

　しかし私たち医療を実践してきたものから見たとき、もう少し介護の中で精神科医療をうまく使ったら皆が楽になるのではないかと思えることが、たくさんあることも事実です。

　まず、現在の制度のなかでご本人、ご家族様方と一緒に苦悩をした例を少し出させていただきます。

## 2つの事例から

### 困難事例1　慢性腎不全・身体合併症のある認知症高齢者

88歳、大正7年生まれ、男性

認知症、慢性腎不全、腎性貧血、高血圧症、起立性低血圧症、便秘症。頑固だが仕事熱心、会社も設立し、夫婦で長年頑張って多忙ながら成功を収めた。愚痴はあまり漏らさない人柄。黙々と働くというタイプ。

60歳ごろから血圧が上がり降圧剤服用。77歳で妻が死亡。その後長女夫婦と同居。初診時、男の子の孫2人を含め5人の同居。78歳で会長となり、会社は長女夫婦に任せて引退。

**現病歴**　82歳ごろから外出をしなくなり、85歳ごろより倦怠感や不安を訴えやすくなりました。しかし口調や態度、表情の変化が大きく、周囲からは元来の性格的なもので、またおじいちゃんが大げさに表現をしているなと思われてしまいます。

肺炎や胸水のため総合病院に入院しますが、夜間ナースコールを頻回に鳴らして、息が苦しいなど大声で何十回も訴え、職員を脅したりしたため、病院側から「今後は家で見られないなら、精神病院に入院するしかない」と告げられ、予定よりも早く退院しました。退院後も夜に大声をあげて家人を呼び付けたり、夜中に勝手に入浴をするなど、昼夜逆転、刺激性興奮、不機嫌、焦燥など、悪化し遷延していきました。

**初診時**　平成19年6月、88歳で当院初診となりました。服装も整え背広を着て来院され、現病歴とのギャップを感じさせました。表情はやや硬く、表面的な会話は返答をされますが深まりません。長谷川式スケール12点、中等度認知症レベルです。血液検査では、腎性貧血、腎機能低下所見あり、腎機能不全のために息が上がりやすい可能性もありました。

ご家族にまず、ここまでご家族だけの介護で在宅生活を続けてこられたことを称賛する感想を伝え、今困られていることの大部分が認知症の症状と思われることなどを丁寧に説明し、症状に対する理解を求めました。

少量の安定剤、情動調整剤、グラマリール12.5ミリ、漢方製剤抑肝散加陳皮半夏エキス、テグレトール25ミリグラムなどを処方し、当院デイケアをお勧めしました。拒否されるかと思ったんですが、意外にも翌日から背広を着て参加をされました。

**その後の経過**　ご家族が外出に誘っても家から出られなかったのが、職員が迎えに行くとスムーズに家から出てきてくださり、デイケア内でも体調のよいときは、心身のリハビリテーション活動に比較的よく参加され、笑顔も増し、ほかの女性参加者の方に対して親切に振る舞われる場面もございました。

体調不良時や不機嫌時にデイケアを拒否する日もありましたが、おおむね予定通りに参加されました。情緒面の不安定な男性参加者も何人かおられたのですが、同じテーブルにいても特に対人トラブルもなく、他者への協調性や、その場での相手への理解なども発揮をされたと思います。

しかし一方で腎臓病などの状態の改善がないため、精神・身体面の調子の変動が大きく、在宅生活を維持するために当院での頻回な医師の診察、処方内容の調整を必要としました。総合病院から処方された

多種多様の薬の説明、服薬方法についてもご家族に説明する必要がありました。ご本人の拒否等もあって家の方の不安も強く、当院看護師や調剤薬局薬剤師などが、ご家族からの相談に頻回にのり対応しました。

その後、胸水貯留や全身の浮腫のため入院をすることもありましたが、シャントの増設や短期間の除水など予定通りの治療を受けることができました。しかし、残念ながら、胸水貯留の悪化等で総合病院に入院されてそのまま亡くなりました。90歳でした。

**考察**　認知症だけではなく、心臓弁膜症や比較的重症な腎不全があり、体調の悪化、変動が大きかった例です。そのためにご本人の態度の変化も呈しやすく、周囲の人に一層誤解を受けやすかったとも思われました。情緒面も不安定で、生命維持のため必要な医療を受けていただくためにすら、ご本人、ご家族、身体面担当の医療機関、それぞれにおいて厳しいところを乗り越えなければなりませんでした。

しかし当院デイケア通所により、介護だけでなく必要な医療の、ご本人なりの受け入れをされたと思いました。ご家族も在宅での介護を通じて、父親の心身の健康喪失、最後には死を受け入れられ、立派に看取られました。この例では、当院重度認知症患者デイケアのスタッフは、維持透析直前まで進行した腎不全のご高齢の認知症の方への対応について、それぞれの立場から考え、院内だけではなくご家族、腎不全治療担当病院スタッフと、常に連携を図りながらチームワークを続けました。

## 困難事例2　若年発症性初老期発症の認知症

Aさん、71歳、男性

18歳で自衛隊入隊、定年まで働く。65歳まではゴルフ場勤務、その後、自宅で過ごす。奥様と現在2人暮らしで主介護者は妻、夫本人の性格

はまじめ、きちょうめん、妻は優しく素直な方です。

65〜68歳までは奥様は孫の子守に一生懸命で、夫に認知症があると気がつかなかったそうです。しかし今になって思うと、仕事がなくなったころより、ご夫婦の互いに会話は急に減っていき、ご本人は家でぼんやりとして表情も乏しくなっていきました。68歳で今言われたことを他者に伝えることができない、作業の目的がわからない。ご自宅の住所、電話番号がわからないなどがあり、69歳時に内科を受診。すでに長谷川式スケール15点、脳の画像診断、MRIでは異常なく、アリセプトが処方されました。

平成20年4月、70歳。昼夜逆転が悪化し、5月、当院を受診しました。そのとき長谷川式スケールはすでに10点、6月より当院でデイケア利用となりました。8月、長谷川スケール4点に低下。大脳の機能低下の急速な進行のために、ご家族もどう対応をしてよいかわからなかった例です。

デイケアの家族会には毎回参加され、不安な奥様の気持ちも連絡帳に書いてくださいました。

「問題点。布団で夜寝てくれない。2、風呂が3〜4時間かかる。トイレが1時間以上かかる」。

家族会で「私の主人はわからないことだらけ、どうしてでしょうか」と困った顔で質問されますので、認知症の人の接し方について助言していきます。

「夜は畳の部屋で座いすに座って寝ています。どうして布団で寝てくれないのでしょうか」

－ご本人としては夜勤をしているつもりかもしれませんね。

ご主人のご職歴を考えて答えますと、「ぐっすりと眠っているのでいいと思っています」と考えを改めてくださいました。

「叱ってはいけないとか耳にするのですが、24時間一緒にいると守れないことが不安です」

これには、

— 奥様ご自身の時間をつくり気分転換を図ってください

— ご家族が頑張り過ぎないようにしてください

— 病気と割り切ってください

等助言をいたしました。

奥様以外の他者からの介護を少しずつ受け入れてもらい、風通しのよい介護となる必要がありますので、当院デイケア以外にほかのデイサービスとショートステイもお勧めしました。介護保険のデイサービスを週5回併用して、考え方が楽になったとのことです。

平成20年11月にスタッフで機会をつくり、『トイレにこもらない工夫』について話し合いました。「トイレを暗くしたりしていやな空間にしてはどうか」「適当な時間に何か好きなことで次の動作に誘ってみてはどうか」等いろいろ意見が出たのですが、結局、奥様の案で「トイレの鍵を外してみましょう」「頻回にトイレ中に顔を出してみましょう」ということに。また、「トイレットペーパーの量を半分にわざとしておく」「2時間ぐらいたったら電気を消してみる」ということをやっていただきまして、うまくいっているようです。

風呂やトイレに時間がかかるというのは抑うつの症状ととらえ、11月よりトリプタノール10ミリグラム4分の1錠、2日に1回を投与すると、数日後よりトイレがだいぶ早くなり、表情も明るくなりました。その後、尿失禁が多くなり、リハビリパンツを勧めております。また、このごろデイサービスでは入浴ができるようになり、家で介護をする余裕ができたとおっしゃっています。

**考察** 若年発症性初老期発症の認知症と思われる、何をするにも時間がか

かる患者さんでしたが、ご本人のペースに合わせること、ご家族の訴えを聞きながらタイミングよく助言を行っていくことが大切でありました。

　当院デイケアの精神科的な医療を経てご家族の理解も比較的早めに進み、精神症状の落ち着きを経て、当面の在宅介護に見通しが持て、介護保険のデイサービスやショートステイでの介護的支援を特に問題なく利用できるようになりました。妻の介護負担を軽くすることが、在宅介護の継続につながったと思いました。

## 介護と医療の壁で生じている不都合

　認知症の通所介護を介護保険だけでやってみようという意見が根強いのですが、例えば発熱や血圧上昇が少しあるというだけで、予約をしておいた介護保険施設の利用を断られたりすることが、現場では相当あるのです。かかりつけ医からの今回は大丈夫だからという依頼でも断られてしまい、ご家族が途方に暮れたこともありました。

　急に病院で診てもらってきてくださいと言われても、認知症の方を連れて病院を受診させるのは大変な場合があります。ご本人からのさまざまな理由による受診拒否、そしてしっかりと連れて行くことができる人がいないことが多いという現実、また大病院の順番待ちにご本人が耐えられない場合など、理由は多々あります。

また逆に、うつ状態や認知症の方のせん妄が適切な精神科的治療に導かれずに放置されれば、こじれて要介護度が高くなり、介護の手間が増加することになります。

　精神状態が生活全般にわたり大きな問題となっている場合、介護と医療、心と身体のリハビリを分けてしまうのはあまり実際的ではありません。限られた時間の中でサポートをする側が多面的に関わり、全体的な改善や見通しを持ちつつ、働きかけることが必要です。それぞれの専門職がいる重度認知症患者デイケアは、認知症の方の医療と介護の連携の要となる存在といえるでしょう。

　また医療職、リハビリ職、介護職の方々の在宅の認知症を学ぶための、実践的な研修の場としても役立ちます。別々の教育体制であることから、介護の人は医療で何ができるかを見る経験が少ない、また医療の人は介護でどこまでできるか、何が大切とされているか知りにくく、介護のすばらしい力を理解していない状況もあります。医師についていうと、認知症の方も含めて高齢者への実践的な総合的な対応の経験が少ないように思います。例えば薬の処方数も量も、体力に比べて多すぎることが多いのです。

## せん妄を起こさせない

　先日、ハーバード大学の神経学者フォング博士らが、せん妄の経験のあるアルツハイマー病患者では、せん妄の経験のないアルツハイマー病患者よりも、急速な認知の機能低下が起こる可能性がより高く、認知症の進行がその後も約３倍のスピードで進んでしまうとの研究結果を発表しました。

　認知症の方にせん妄を起こさせない医療的努力を常にすることが大切であり、１）せん妄の監視を強化すること。２）副作用としてせん妄が考えられる薬剤の使用を避けること。３）入院をするとアルツハイマー病患者ではせん妄が起きやすく（89％）、せん妄により重度合併症の発症リスク

が有意に高まるので、できる限り外来で治療をして入院を避けるなどの予防戦略を取ることが大切、と訴えています。

> せん妄があると認知症の進行が3倍に！

せん妄では、比較的軽い意識状態の低下の中で、混濁した意識状態、幻視、幻覚、幻聴、錯覚、妄想などが活発に起きており、うわ言を言っているように見えたりします。急にとんちんかんな対応をして周囲の人を驚かせます。後で聞いても覚えていないという特徴があり、一時的におこる、精神医学的に病的な状態です。

いろいろな原因で起きますが、過去と現在の時間感覚、夜と昼の時間の区別がなくなっており、夜を昼と言ったり、死んだはずの人が出てきたりします。これは以前から認知症の方に起きやすく、記憶力の低下や判断力の低下など中核的な認知症状に対してやや軽く見られがちな、周辺症状といわれてきた状態にも考えられます。最近はBPSDとも言われますが、これは歴史的にも精神医学の大事な領域です。治療には、有害因子を取り除いたり、環境の改善や薬物療法もありますが、まずは起こさせないことが大切なのです。

フォング博士らの提言は、まさにわれわれのデイケアで大切に取り組んできたことであり、精神科的医療を即座に提供できるデイケアは、利用者側の利用料はもちろん、医療費として国家全体としてコストベネフィットを考慮したとき、世界に誇れる医療制度の1つになるかもしれません。

# discussion 3

## 短期集中リハ、3カ月の根拠

**会場C**：老健のデイケアで作業療法士をしておりまして、先ほどお話があった通所の認知症短期集中を始めました。3カ月間だけしか訓練ができないということで、その後は現場のスタッフの方に、学習療法なりに流していくという形になっていくのが現状なんですけれども、3カ月になってしまった経緯と、3カ月で、どういったことを行っていくのがいいのか教えていただければと思います。

**平川**：おっしゃる通り、確かに短期集中リハビリテーションという名前のために、3カ月間という縛りがあります。3カ月になったのは、治療効果というより国側からの規制です。国にも予算がありませんので、短期間で集中してやってほしいとの要望です。ですから、3カ月間をやれば効果が大きい、4カ月やったら効果がないということではまったくございません。

　対応としては、入所して3カ月間リハをして、その後自宅に戻って、今度は通所リハ、デイケアでリハを継続するといった方法もあります。なぜ3カ月なのかということに対しては、実はまったく根拠がないという話です。

## 若年性アルツハイマー支援は今

**会場F**：私は過去にヘルパーをやっていまして、若年性のアルツハイマーの方のおうちに入っていたんです。44歳の彼女の家庭は破壊され、めちゃめちゃになっていました。先生方のお話を伺っても、若年性のアルツハイマーの方のお話がなかったのですが、若年性アルツハイマーの方は国としてどのように取り扱われているのでしょうか。

**平川**：若年性認知症対策が遅れていることは国も認識しています。たしか今回の介護報酬改定でも、若年性認知症対策としていくらか通所系サービス等に加算が付いたと思います。東京都も昨年、若年認知症に関する大規模な調査を行っております。いずれにしろ、まだまだこれからだと思います。今お話しされたような非常に悲惨なケースが若年性の場合は多いので、早急の対策が望まれます。

**高橋**：働き盛りの方が認知症になるものですから、当然、家庭的に大変な問題が起きますよね。私もこの17年で10人ぐらいの方を診ていますが、とにかく、働けないというところを施策的にどうカバーするか、そういうようなことも大事だと思います。

釜：65歳を境にして、それより前に症状が明らかになった方、それこそが本当のアルツハイマー病と僕らも習ってきました。ところがアメリカ医学の流れの中で、65歳を過ぎて発症される方々もすべてアルツハイマー病というようになり、あえて区別をすると65歳以前は若年性ということになりました。

若年発症の方は悲惨です。われわれのところに来た方のなかで、心配してつれてきたご家族が、セーラー服を着ていたこともありました。まだ子どもが小さいわけです。その中で苦しんでおられますけれども、制度としましては仕事にまだ就いている方もおられるから、自立支援も取れるし、障害年金も申請をしたら取れることもありますので、社会保険事務所等にご相談されたらと思います。

星野：若年性の方を支援する組織もやっと立ち上がってきていますので、何らかのことがあれば、ご紹介はできると思います。こんなことで申しわけないです。

## 国の認知症対策へ一石を！

平川：認知症はある意味非常に厳しい病気ですが、一方、周囲の人々を成長させる病気でもあると思います。ベストの対応ができたなんてなかなかなくて、後悔したり、もっとこうすればよかったなということを残す病気だと思います。そういう点では非常に難しい病気と勝負するわけです。

「重度認知症患者デイケア」というのは、精神科の病院や診療所によってこれだけ綿密に、しかも効果を上げているにも関わらず、国としてはだんだん、縮小させる方針を取っているのです。老健施設や介護の現場でも、一生懸命に認知症に対するケアやリハビリをやっているのですが、これもだんだん切り捨てられていくことを目にし、なんとか国の方を動かしたいと思いました。ところが国も財政の事情が悪いものですから、厳しい回答しか返ってこないわけです。これをなんとかするには、厚生労働省、財務省を動かすデータを出して、数値上良くなった悪くなったということを実証しようと考えました。それが、先ほどの老健施設での認知症リハビリテーションの調査研究です。身内でなくて、大学の先生や専門家に入ってもらって、「どうだ！」というデータを出したわけです。

それこそ先生方が身銭を切ってやられている重度認知症患者デイケアです。ぜひデータを出して、「どうだ！」と言ってほしいと思います。

# 4

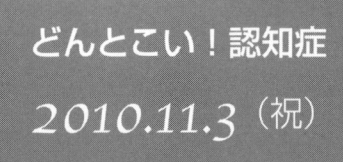

どんとこい！認知症

*2010.11.3* （祝）

於　新宿明治安田生命ホール

**特別講演 4.**

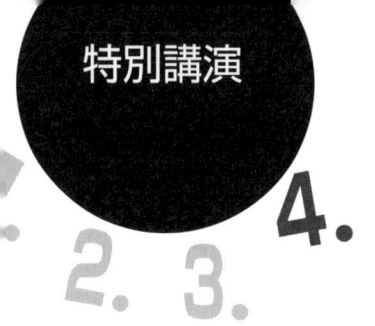

> 著名な先生方のお話はとても勉強になったけれど、じゃあ実際に現場の医者は家族の思いの丈をどれくらいわかってくれているんだろう、現場で汗をかいている姿も知りたいという声もいただきました。高橋先生はわれわれの仲間ですが、今の日本の精神科のなかで認知症に関わっている医者はたくさんいても、「ともに生きる」という言葉を本当に使える医者は先生しかいらっしゃらないんじゃないかと、僕は思っています。(平川博之)

# 認知症とともに生きる

**高橋幸男**　エスポアール出雲クリニック院長

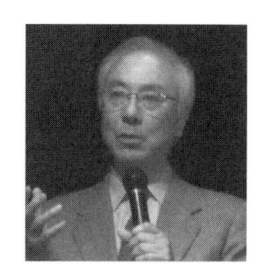

　私は精神科医ですが、20年ほど前から、行動障害と精神症状が激しい方たちを診るための「重度認知症患者デイケア」をしております。このデイケアを経験することによって、実は私自身が変わっていったんですが、そのいきさつをぜひみなさんに知っていただきたいと思うのです。

　介護保険が始まって10年、マスコミなどで認知症に関するたくさんの情報は出てまいりますけど、しかし今、認知症を患って幸せに生きているという感覚は、私たちの周りにはあんまりないんじゃないでしょうか。

　そしてケアをしておられる方も、大変苦労しておられる方が相変わらず多いんだろうと思います。それはなぜなのか。

　今日の話が、多少でもみなさまのご参考になれば幸いです。

### 認知症のマイナスイメージ

　この20年間私が一番大事にしたことは、「認知症の人たちの言葉や思いを私たちはくみ取っているだろうか」ということです。認知症への先入観のためにぽけたらわからなくなると思ってしまっていて、そのマイナスイメージは、認知症に対する社会的理解が広がっているにもかかわらず、多くの人が相変わらず持っているんですね。

　たぶん皆さんのなかには、認知症にはなりたくないぞと思いながら、ちょっとでも認知症のことを知りたいと思っておいでになっている方がたくさんいらっしゃるでしょう。あるいは認知症になってわからなくなってしまった相手に、どうしていいかわからんぞとなって、ケアに苦渋をしておられる方もたくさんいらっしゃるでしょう。

**認知症の人はよくわかっている**

　この「認知症はわからなくなってしまう」というところ、まず基本的な、大きな大きな間違いなんです。私の20年間の経験だと「認知症の人はわかっている。ただ、今までのような形での意思の伝え方ができなくなっている」、これが基本的な姿なんです。ところが周囲のぽけたらもうわからないという思いこみがあらゆることに阻害を起こしていると思うんです。

　私たちは、認知症の方たちがどんな場面でどんなことをつぶやかれているかに耳を傾け、書けるはずがないと思われていた手記も書いていただきました。そういうつぶやきや手記に書かれた言葉から、いろいろなことがわかりました。こんな手記があります。

〜長生きしてもよい〜
最近、物忘れをするようになった／物忘れは悪い事です。情けない事です／物忘れは人に迷惑を掛ける事はない／だけど嫌です／思うように言われないから／思

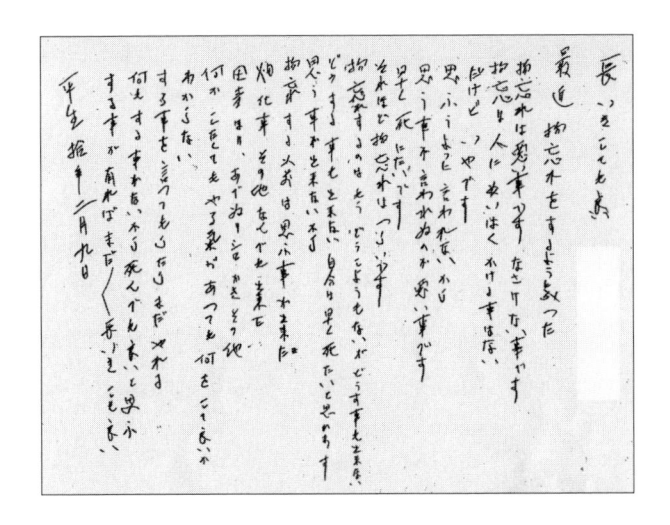

う事が言われぬのは悪い事です／早く死にたいです／それほど物忘れはつらいです／物忘れするのはもうどうしようもないが、どうする事も出来ない／どうする事も出来ない自分は早く死にたいと思います／思う事が出来ないから／物忘れする以前は思う事が出来た／畑仕事、その他、何でも出来た／田麦掘り、あぜぬり、代かき、その他／何かしたくても、やる気があっても何をしてよいかわからない／する事を言ってもらったらまだやれる／何もする事がないから、死んでもよいと思う／する事があれば、まだまだ長生きしてもよい

　思うように話せなくなって、まだできるはずなんだけど何をしていいかわからないし、自分はもう役に立たないから死んだ方がいい。思うように話せないからとてもつらいということが書かれています。
　『ぼけてわからないようになるから、病気の苦し

みもわからないから幸せ』だなんてとんでもない話であって、認知症になりゆく本人は、ぼけゆく自分をどうなるんだろうかと、実はつらく不安な思いをされているのが普通であります。

そういう認知症の方たちのつぶやきや手記の言葉を連ねてみて、ある1つの — 私は心理社会的病理なんていう言葉を使いますが — 認知症になりゆく共通の経過というのが明らかになったんです。皆さん、これから話を聞かれますと、何だそんなことかと思われるかもしれませんが、意外にこれが徹底的に明かされていないんだろうと私は思うんですね。

## 認知症になるということ

### 認知症の人はつらく不安である

実際、認知症になるということはどういうことかと申し上げますと、いままでできたことができにくくなっていくんです。学問的には中核症状というんですが、いろいろなことがとにかくできにくくなっていくんですね。

特に、言葉が使えなくなる、さきほどの手記にもあったように、思うように話せなくなる。具体的にはどういうことかというと、「あれ」とか「それ」とか指示代名詞が多くなって言葉がぱっと出なくなるというのは、ある程度年齢が高じると誰でもよくありますね。あるいは何か言おうとした瞬間、えっと今何を言おうとしたっけとなる。私なんかもしばしばありますが、要するにその度合いが、あるときから急に増えると思っていただいたら結構です。

そうすると何が起こるかというと、周りの話に付いていけなくなる。これがかなり早い段階から起きてきます。だから、だいたい口数が少なくなっていきます。べらべらしゃべり続ける認知症なんていません。同じことを何度もしゃべることはあっても、ずっと政治や経済の話をできるかといったら、そんなことはできません。

そのうえ、今の世の中は認知症に対するマイナスイメージが非常に強くて、なってはならない病とか、恥ずかしい病というのが、まだ全然払拭されていません。仲のいいご夫婦であっても、「お父さん私はぼけたけど、私たちはこれからどうなるんだろう」なんて、まじめに相談できる人がいると思います？

普通はできません。「私がぼけたら誰がお父さんを見るんだ」「こんな恥ずかしい姿を誰に見せられるんだ」、これはみんな実際の言葉ですが、みなさんそういう思いがあって、話せなくなるということのなかには、相談もできないことが含まれているんです。

> **認知症ケアを考えるポイント**
>
> 認知症の人は、自分の思いを今までのように伝えられないだけで、よくわかっている。

## 認知症の人は孤独である

認知症になると現実的にどういうことが起こってくるのでしょうか。

社会的には、まず友達がすぐ来なくなります。○○さんぼけちゃったなと思ったら、もう○○さんのところへ行くのやめようといったかたちで、50年来の友情も途切れてしまうことが多いのです。認知症になってもずっとその人のところに行き続ける方というのは、本当に少ないです。

多くの人が社会的に孤立してしまい、ゲートボールに行ったり、あるいはお茶飲みしていた人たちが、ふと気が付くとうちの中にいるということになります。'社会的死'と言った西洋の学者がいますけど、社会的に孤立するのはそう珍しくありません。

ならば、わが家に家族がいるから安心なのか。実はご家族がおられてもほとんど同じことが起こってまいります。家庭でも孤立するんです。
　一家だんらんの場にいて、聞いてはいるけれど、その話に入れなくなるんです。それは違うよこう思うよとか、そういう言葉がぱっと出なくなって、言おうかと思っても、何を言おうとしたっけと付いていけなくなって、黙っていることが多くなります。
　家族はわかっています。お父さんわからなくなっていくよな、というのが共通認識です。だから「お父さんどう思う？」「お父さんだったらどうする？」とか、「この話いい話だよね」と言ってお父さんに振るかといったら、まずほとんど振りません。どうせ言ってもわからないからという雰囲気があって、ついつい話をしなくなるんです。お父さんの側からすれば、温かい会話が非常に少なくなったように感じます。
　家の中にたくさん家族がいても、自分は独りぼっちだからと言う方がいらっしゃいました。家族の会話に付いていけないから、蚊帳の外だと言うんです。家庭の中で孤立するだけでもすごく孤独なんですね。認知症になっていくということは、すごく孤独になっていくことなんです。高齢者は孤独だと言われますが、それに輪をかけて孤独になっていきます。

**認知症の人はいつもしかられている**

　じゃあご家族は、一家だんらんの中で黙っていくお父さんをその先ずっと黙って見ているかというと、そんなことはありません。お父さんが何かぽっと言い間違いをすると「違う違うそれは」。何かできたことができにくかったときに「それはこうするんでしょう、お父さん」。できにくくなったり、話しにくくなったことをついつい指摘してしまいます。
　私のところに、認知症の周辺症状（BPSD）である行動障害や精神症状がある方がたくさん来られますが、「しかられとりますわ」と言われるんです。最初は被害妄想かと思ったんですが、あまりにみなさんが言われま

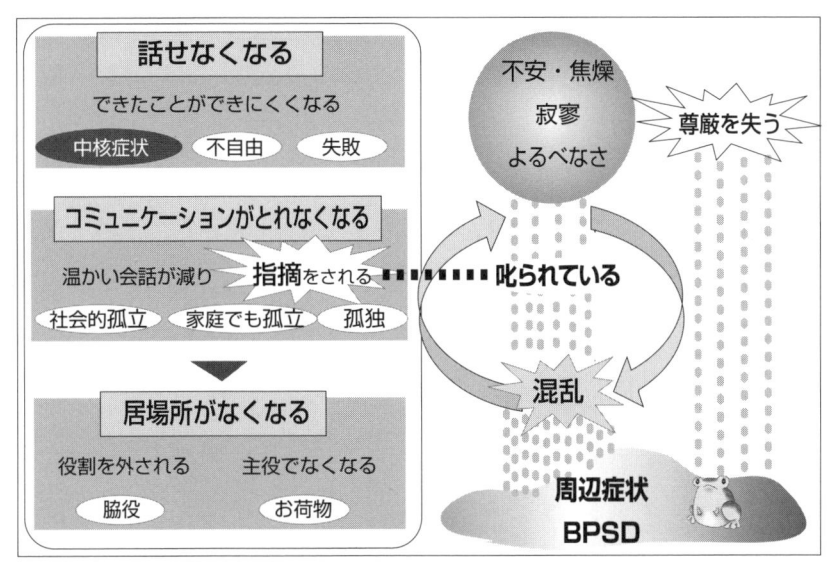

## 認知症 - 周辺症状にいたるからくり

**話せなくなる**
できたことができにくくなる
中核症状　不自由　失敗

**コミュニケーションがとれなくなる**
温かい会話が減り　指摘をされる　叱られている
社会的孤立　家庭でも孤立　孤独

**居場所がなくなる**
役割を外される　主役でなくなる
脇役　お荷物

不安・焦燥　寂寥　よるべなさ
尊厳を失う
混乱
周辺症状 BPSD

すので、だんだん初めて来られる方にも確かめるようになって、もう何百人にも確かめました。

　何も言えないうちに家族にどんどん言われて、ほとんど最初からしかられているという気分です。好きでもの忘れしているわけじゃないのに何でそんなに言われなきゃならないんだろうと、しかられているという雰囲気がずっと続いて、追いつめられていくんです。

　ご家族からすれば、しかっている意識はありません。ただ悪くなってほしくないから指摘する、そのレベルでしかられているということになりますが、明けても暮れてもしかられ続けることは、ただでさえ傷ついている自尊心が、さらに尊厳を失う方向にいくだろうと思います。

> **認知症ケアを考えるポイント**
>
> 「違う違う」「こうするんでしょう」「だから・・・」家族の指摘はしかられている気分

193

このしかられるという構造、アルツハイマーにかぎらずどんな認知症でも、ここから逸脱した経過を取ることは考えられない、すべてに共通した病理構造だと私は思います。

　一方で、認知症になると普通、社会的な役割や家庭での主婦の役割など、いろいろな役割から外されます。私たちの社会は、介護保険で受けられるサービスを含めて、その能力を維持するケアの体制が十分ありませんので、とにかくまだ能力がいっぱい残っているうちから役割というものを外されてしまいます。上座に座り一番先にご飯を盛ってもらっていたおじいさんが、1年後には離れでご飯を食べているという話を聞くのも珍しくありません。つまり、いつの間にか主役でなくなっている。へたをすればお荷物になっている。本人から見たら、居場所であったわが家が居場所でなくなり、こういう雰囲気のなかでずっとしかられ続けていくわけです。そうすると家族の何かの一言や態度で、途端にぱちっとはじけて何かが起こる。

　認知症というのは脳の病ですから、とてもストレスに弱いんです。しかられ続けるというのは強烈なストレスです。認知症の方は私たちが思うよりはるかに反応しやすくて、ある日突然興奮が起きたりする。何で興奮が起きたか、周りからは全然わかりません。しかし、そういうことはしばしば起こります。そして1回そういう何かが起こりますと、「何でそんなことをするの、何でそんな変なことを言うの」と、結果的にはまたしかられる羽目になりますから、堂々めぐりです。

　この過程でご家族は当然苦しみます。できたことができにくくなっていくだけでも負担が増えるのに、なぜこんなことになるのかと、もう家族の方は疲れ果ててしまいます。

**認知症の人のつぶやき**

　つぶやきの中で、とりわけこんな言葉は絶対意味があるに違いないと思います。

## 認知症の人のつぶやき

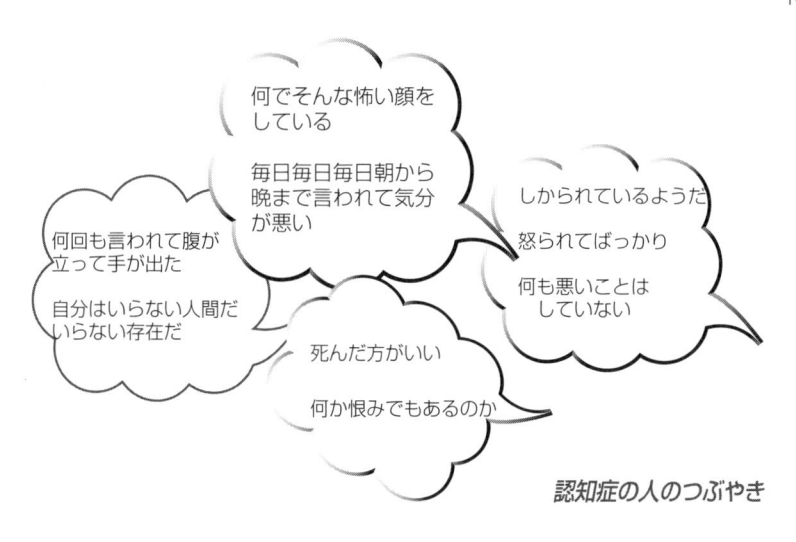

- 何でそんな怖い顔をしている
- 毎日毎日毎日朝から晩まで言われて気分が悪い
- しかられているようだ
- 怒られてばっかり
- 何も悪いことはしていない
- 何回も言われて腹が立って手が出た
- 自分はいらない人間だ いらない存在だ
- 死んだ方がいい
- 何か恨みでもあるのか

いっぽうこちらはNHKの介護百人一首。

　　人さまの介護短歌に励まされ
　　　　夜叉の顔捨てしばし佛に

認知症の人に『お父さん、しっかりしてね』と言っていた人が、半年後、1年後ににこにこ笑いながら「お父さん、何を言っているの」なんて言っていると思いますか。みんなみけんにしわが寄って『しっかりしてよ、お父さん』になって、知らないうちに顔が夜叉になっているんです。たまたまこの方は「介護短歌に励まされ」、自分はそんな顔をしているんだなと気づかれた。この方が特殊じゃなくて、みんなそういうことがあるはずなんですが、なかなか普通には気づくことができないんですね。

## 認知症と周辺症状

**家族の陥りやすい悪循環のからくり**

　いままでのところをまとめますと、認知症になりゆく人は、もの忘れが尋常でないことなどわかっている、けれども素直に認められない。認知症になりゆく不安の中で言葉が思うように話せなくなり、その結果コミュニケーション能力が低下して、きずなを失い、地域の中でも家族の中でも孤立していきます。極度な孤独。寂しく、寄る辺なく、不安な状態のなかで公私ともに種々の役割を奪われて、居場所を追われていきます。

　わからなくなったと思われて、周囲から温かい声がけが激減します。それは違う、こうするんでしょうなどの指摘が続き、認知症の人はそれをしかられたと受けとめはじめます。日常的にしかられ続けることで尊厳を失っていくのです。

　こうしてしだいに追い込まれていき、周辺症状（BPSD）につながりやすい状況が出現します。そして一度そういうことが起こりますと、周囲の叱責が強まりBPSDをさらに悪化させて、結果的には介護している家族がとても苦しむという、そういう悪循環に陥ってしまうのです。そのころには家人も疲れ果ててうつ状態になっており、どんどん追い込まれてしまう。認知症の人と家族の間でこういうスタイルが、何か決まったパターンかのようにでき上がっていく可能性があるんです。

　また認知症の場合、家族が多いから介護力があるというのは幻想だと思います。家族がたくさんであればあるほど、しっかりしてと言う人が多いわけですから、ご本人にとってはそれがどんどん圧力になっていって、結果的にはその人がいろいろな行動を示さざるを得ないということだと思います。

## 周辺症状の発生

　それでは周辺症状がどのように起こってくるのか、私の経験上こんなふうに並べてみました（図）。だいたい最初は静かなんです。うつ状態と書きましたけれども、自分がぼけていくというのは、非常に大きな喪失体験ですから、ぼけゆくということでとにかく1回はだいたいみんな静かになります。

　そのときに体の方に注目して、体のあちこちが悪いとか、頭が痛いとか、結構こういうふうに言いだされる方が多いんです。そう思っていたら突然反転したかのように、ぼっと暴力が出る。何で暴力が出たの、興奮が出たのとなるんですが、そういうふうになりやすい。

　それから相前後して、妄想系のもの、「帰らせていただきます」も出てきます。徘徊はかなり初期から、ちょっとした行方不明、場所がわからなくなっ

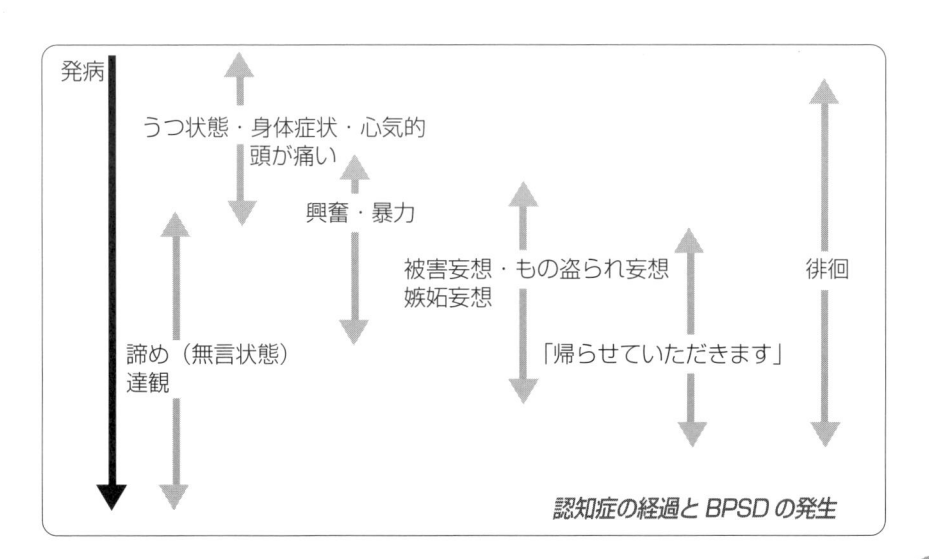

認知症の経過とBPSDの発生

- 発病
- うつ状態・身体症状・心気的　頭が痛い
- 興奮・暴力
- 被害妄想・もの盗られ妄想　嫉妬妄想
- 「帰らせていただきます」
- 徘徊
- 諦め（無言状態）達観

て帰ってこられなくなったというようなレベルから、いろいろな事情を含めて起こります。そしてそうやって過ごすうちに、非常に静かなままどんどん静かになっていく人たちがいます。私はその中のほとんどはあきらめ、もう抵抗やめたという人たちの可能性があると思っています。あるいは達観された方たちも一部はいるでしょう。

## 認知症の人が「帰る」と言うとき

　実は認知症の方が「帰る」と言うのはよくあるんです。帰ると言ったら、家からどこか別のところへ行くというわけですから、あんたのうちはここだわね、うちがわからんのかと、こういう会話になっていくわけですね。それでしかたがないので、いったん外へ出てぐるっと回ってまた帰ってきてと、そんなことがケアの知恵みたいになっています。

　しかしここで「帰る」という言葉の意味をよく考えてみたいと思います。私たちが帰るという言葉を使うとき、普通は家とか故郷とか、だいたいほっとできるところへ行くんですね。認知症だって同じだと思うんです。

　1つ、よくある事例をお話しします。認知症のお母さんを介護されている息子さんが私のところへ来られて「母親が"帰る"と言いだした」というので、私は次の診察までにお母さんが帰るとおっしゃったとき、どこに帰って誰がそこにおられるかも聞いてくださるようにお願いしました。

　息子さんは次の診察に来られて「どこに帰ると聞いたら、"うちに帰る"と、誰が住んでいると聞いたら、"息子がいる"と言うんですよ」とおっしゃいました。私からみたら全然普通のことなんだけど、息子さんからみたらとんでもないことです。ここがおふくろの家だし、自分が息子だがなと。

　この場合どのように考えるか。ここで息子さんが「母親が家がわからなくなった、もう息子の自分のこともわからなくなった」といったところで話したら、もう認知症の人の気持ちはそこまでです。帰ると言いだしたら

一緒に付いて回ってぐるっと帰ってきてそれで収めようかと。ケアの現実なレベルはそういうふうになるかもしれませんが、根本的なことで対応しない限り、明けても暮れてもそれをずっと続けるしかなくなってしまいます。

でも私はそう思いません。この息子さんはとても母親思いの息子さんで、お母さんから見たら、認知症になる前までは穏やかなやさしい息子だった。ところが今の息子は、はっきり言って鬼みたいな顔で「お母さんしっかりしてくれ、何でなのか」とやっている。診察場面でもそうですから。

そこで息子さんに、自分の顔を思ったことあるかねと聞いたんです。最初は何を言われているかわからないようでしたが、話をしていくうちに「ああそうだ、たぶん自分は怖い顔をして母親を責めているんだな」と思い当たったようでした。

「お母さんにとっての息子さんというのは、それは穏やかなやさしい顔をした息子です。こんなに毎日責められてばかりいたら、行き場所がなくなって、ふと、早くうちへ帰らなきゃいけんわね、帰ったらやさしい息子が待っとるわねと思わんですかね」と言ったら、しばし絶句されて「うん、そういうことはあるかもしれんな」と。

それをきっかけに息子さんはお母さんに「しっかりしてくれ」と言うのを我慢するようになって、お母さんは帰ると言わなくなったんですね。

## 暴力と人物誤認妄想と嫉妬妄想

　たくさんそろっていてわかりやすい事例を紹介します。

　非常に仲のいいご夫婦がいました。毎朝夫婦でウォーキングされていましたが、夫が80代に入りかけたころにアルツハイマー型認知症になり、奥さんはぼけゆく夫を支えながら頑張っていました。

　ところが半年たったころ、夫が暴力を振るうようになったんです。近くに住んでいる息子さんが来て、「何でお母さんに暴力なんか振るうかね、手なんか出したことないのに」と言うわけだけど、もちろんこれこれしかじかの理由なんて言えません。奥さんはじっと我慢していました。

　それからさらに半年、つまりぼけて1年ぐらいたったころ、奥さんに向かって「私の家内はどこへ行ったかいの」、こう聞くようになった。そんなことを言ったかと思うと、数時間後には、ちゃんと妻だと思って話をしているんですね。だけどまたしばらくすると「家内はどこへ行ったかいの」となる。奥さんを見て家内に似ていないと思うのでしょうか。そのうちに「お前男がおるだろう」と言ってぽんと手が出るようになったので、息子さんに連れられて奥さんと一緒に私たちの所にこられました。

　昔、デイケアをする以前の私でしたら、ぼけたらどうせわからんよな、治らんしなと、どことなく否定的で、こういう事例があるとたちどころに薬を使って穏やかにしてあげる、副作用が出なかったり少なければ、それがベストだと思っていました。もちろん今はそんなふうには思いません。こういう方が来ると、まず私はとにかく先ほどの『からくり』を確かめたくなる。実際確かめると、ほとんど当てはまります。

## 認知症の人とつながる

　だいたい認知症の方は、自分から来られることはほぼありません。ご家族が連れてくることが多いんです。ましてこういうことがあると、家族は

かなり強引に連れてきます。したがってご本人はぶすっとしておられます。

　まずそういう方の気持ちを解きほぐさなきゃいけませんから、「長生きしたら誰もほうけるからね」と話してあげるんです。90代なら2人に1人ですと、そういう話をしながら有名人の話もします。レーガンさんも、鉄の女と言われたサッチャーさんもぼけた。三船敏郎さんみたいな俳優だってぼけた。加えて、私も自分はぼけると思っていますよと。それから連れてこられた家族、この場合ですと、どうせ奥さんも来年か再来年にはぼけられますわねと。認知症の方は、途中から私の話をだんだん聞いてくださるようになる。連れてこられたけれども、話が何となく自分の方に来たなという感じが、表情を見ていたらわかるんです。

　それを見計らって、まず奥さんと次のような会話になります。「ところでご主人との会話は昔のようにありますか」「いやなくなりました」「どちらが？」「お父さんがしゃべらなくなった」「奥さんは？」「私もしゃべらなくなった」「何でしゃべられません？」「いや、言ってもわからんからね」。私の中では当然そうだわなと思っていますけど、ふーん、ああそうですかと聞いているわけですね。

　その次に「じゃあ、ご主人が何か時々言い間違えたり、あるいはできたことができなくなったりしたことがあるでしょう」「それはあります」「そのとき奥さんは黙っているんですか、それともお父さん、

しっかりしてみたいに何か言いますか」「それは言いますわ」。これも私の思った通りですね。「じゃあ言い間違いだったら、正しいのはこうだよと言っちゃう？」「それは言っちゃう」「できたことができないと、やっぱりこうしてああしてと言うんですか」「言います」「どうして言います？」「できたんだからやってもらわなくちゃ、言わんとわからんもん」。これも多くの家族が相変わらず普通に持っている感覚です。しっかりしてお父さん、というふうに言うわけですね。そこで私は初めてご本人に「ご主人、奥さんはひょっとしてやかましくないです？」と聞いたんです。するとうんとうなずいて「うるさいわ」。

　これ、わかります？　この感覚。これで通じるんですね。あ、この方はもうすでに私と通じたな、相当わかっておられるな。そこから先は、多くの方から聞いたことがありましてねと、必ずさっきのからくりの図、時には認知症の方の手記を用意しながら、こんなことを聞いていましてねと言いながらやるわけです。「思うように話ができないですよね」「うん」「思うように話ができないからあるとき腹が立って手が出たと言った人がいたけど、同じような心境ですかね」「うん」。もうつながっているんですね。「そうですよね、言葉が出ないと本当に手が出ちゃうんだ、思わず知らずね」「うん」。この辺になってくると、もうこの方は明らかに普通に近い表情で話されます。

### 人物誤認妄想・嫉妬妄想はなぜ起こる

　先ほどの息子さんもそうですが、「一生懸命訂正を求めたり、しっかりしてほしいと言っているときの自分の顔を想像したことあります？」とたずねますと、だいたいみなさんきょとんとされます。この奥さんも同じで、「にこにこ笑いながら言っているわけ？」とちょっと意地悪っぽく言うと、「ああそうだ、私はお父さんしっかりしてと言っているとき、みけんにしわが寄っているわ」とおっしゃる。「やさしかった奥さんが、お父さんしっ

かりしてよというときにはいつも怖い顔をしている。そうしたら、穏やかなやさしい家内はどこへ行ったかという気持ちになると思いません？」と言ったら、「ああ、そういうことはあるかも」と。

　つまりさっきの「帰る」と同じです。女房がわからなくなったというよりも、どこへ行ったんだろう、あのやさしい女房はと、認知症の人はそんな気持ちだと私は思うんですね。人物誤認なんて人がわからなくなった妄想だなんて言ってしまうとそれまでですが、私はやはりその中に、少なくともそういう思いを持って対応すべき視点があると思うんです。

　嫉妬妄想も認知症の人は結構多いんですが、私の見るところ、その他の病気、例えば統合失調症はいろいろな嫉妬妄想が出てまいりますが、そういうときの嫉妬妄想よりはるかに単純です。こんなに責められてばかり、私はいらん人間かと思った瞬間のあるとき、ふと、いい人がおるんじゃないかという認識になるのは普通なんです。

　その相手が外出してしまうと、認知症の人は、いくら責められていても自分が頼りにしている相手のことは探すんです。書き置きしていったからといって、それを納得して待っているということはない。どこへ行ったかいな、どこへ行ったかいなと探しておられるのが普通です。それはもう理屈じゃないんです。

　認知症では、時間がものすごく長く感じられます。1時間の外出であっても、待ちくたびれた頃に奥さ

んは帰ってくるわけです。実は奥さんは毎朝ウォーキングをしておられるのですが、帰ってくると落ちつかない夫に向かって「お父さん、何しているの」とか、ああだがね、こうだがねと言ってしまう。探し歩いていた相手が、やっと帰ったかと思った途端怖い顔をして自分を責めるのを見たときに、男がおるだろうと思ってしまったということなんですね。それから、男がおる男がおると言って暴力をふるうようになった。

　実は奥さんのウォーキングは、何カ月か前から隣のおじさんが一緒に歩いていて、それをこの方の親戚が話しているんです。あんたも引っ込んでばっかりおらんで一緒に歩いたらと。全然気持ちがわからないから、普通に励ましたつもりなんですね。ところがこの方から見たら、やっぱりなと思われたでしょうね。出ていって帰ってきたら自分を責める。何かおかしいぞと思っていたら、いい人がおるという話ですね。

　認知症の方たちの妄想はそのようにわかりやすいんです。でも、わからんようになったなとみんなが思ってしまうと、手掛かりが非常に遠くなってしまいます。

　それではどうしたらいいかということですが、何のことはないんですよ。「奥さん、まず夫婦の会話取り戻しましょう」と言いました。「昔のようにしゃべるということはできないにしても、ご夫婦なんだからいっぱい昔の話題があるでしょう。今の話をすると、さっき言ったことをまた忘れたのみたいになりやすいから、昔話の楽しいことだったら写真もいっぱいあるでしょうから、そういうものを使ってご夫婦の会話をたくさんしましょう。お父さんしっかりしてと言いたいかもしれませんけど、極力それは少なくしてください。よく話しかけて、あまり指摘しないことです」。

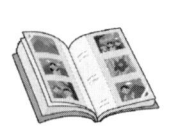

　奥さんは忠実に実行されて、1カ月ぐらいで暴力がなくなり、その後は本当に妄想がなくなっていきました。

　ご本人の症状が激しくなったり、ご家族の葛藤や悩みがもうどうにもならないぐらい深くなってしまったという場

合は、当然薬が必要になってまいりますが、この方は、実は薬は使わなかった例なんです。

## 認知症と家族

**家族機能と介護**

　外国のアリソンという人の論文に非常に興味深いことが書かれていましたので紹介します。英国などでは、自分のご家族の介護を通じて「自分は人生が豊かになった」とか「自分は成長した」とか、そういう人が結構いっぱいいるんだそうです。日本では、介護が終わってほっとしたと言う人はいても、人生が豊かになりましたとか、成長しましたとはなかなか言えませんね。

　では、そういう人たちはどんな人たちなのだろうかと調べると、「感情的な反応」「問題解決能力」「コミュニケーション」の3つの家族機能が高い人たちだったんです。逆にこの機能が低ければ低いほど、自分の家族が認知症になったとき、負担や過労を感じやすいという結果でした。

〈感情的な反応〉
　家族が認知症になったときに私たちの感情的な反応はどうでしょうか。認知症になってよかったと言う人はいないでしょうし、せいぜい、長生きすればぼけることはあるわなと言う家族がいるとしたらいい方で、「えーお父さんがぼけるわけ」と否定的な

---

3つの家族機能
①感情的な反応
②問題解決能力
③コミュニケーション

3つの家族機能が低い介護者ほど、負担や過労を感じやすい

気持ちになるのが普通です。時間の経過とともに、心の針はどんどんマイナスに振れることが多くなるでしょう。

〈問題解決能力〉

問題解決能力とは、暴力や妄想や徘徊など、認知症の人が困難な事情を呈したときに、なぜそういうことが起きたかを考え対処する能力です。日本では、「ぼけたから暴力を振るった、ぼけたから徘徊するようになった」と誰もが了解して、認知症＝異常行動、なぜ起きたかということに関しては考える努力が足りないと思います。

ですから医療機関を受診されても、残念ながらかつて私もそうでありましたように、何で徘徊するようになったか原因を追究するよりも、鎮めてしまえばいいという形になりやすい。まして家族機能的にそんなことをやってのけられる家族がたくさんいるとはとても考えられない状況です。

〈コミュニケーションを取っているか〉

認知症は孤独になりやすいことはこれまでお話ししてきました。わからんようになったお父さんと一生懸命話をしているという人は、あんまりいないでしょう。

これでは、日本の家族では認知症にはみんな苦労するぞ、みんなくたびれるぞと外国の研究に裏づけされるようで、悲観的にならざるをえません。

## 「もくもくふむふむ」「介護が楽しい」

佐々木寿信さんは三木露風（赤とんぼの作詞者）賞をとられた、知る人ぞ知る童謡作家なんですが、実は統合失調症で作業所通所をずっと続けておられます。賞をとった『きりんさん』は、女手一つで彼を育ててくれたお母さんと自分との関係を歌ったもので、そのお母さんは10年ぐらい前から認知症を患っています。

テレビ局が取材にきて、佐々木さんの家にテレビカメラが入りました。

> 母さんキリンの
> そのそばで
> もくもくしているきりんさん
> とってもとっても
> いい日です
>
> 母さんキリンの
> お話を
> ふむふむしているきりんさん
> とってもとっても
> いい日です
>
> いつか
> きっと
> 思い出す
> とってもとっても
> いい日です
>
> 　　（きりんさん　佐々木寿信）

（シリーズ「子どもの詩のポケット27 きりんさん」てらいんく刊より）

　お母さんはごそごそたんすを開けたり引いたりしています。散らかっていますけど、一生懸命ご本人は整理しようとしています。それを佐々木さんは、ほおひじついて温かい顔をして見ています。何しとる、何で散らかっとるなんて言わず、もくもくして見ています。お母さんが時々ぶつぶつ言うのを集音マイクが拾います。何を言っているかはわかりませんが、佐々木さんはやっぱり同じようにほおひじついて、うーん、あそう、ふーんと、ふむふむしている。

　認知症になる前のお母さんのそばで、安心してもくもくしていたきりんさんは、認知症になったお母さんのそばでやっぱりもくもくしています。もちろんこれは私の勝手な解釈なんですけれども、そういう佐々木さんに、とても真似のできない、認知症の人に寄り添うとても自然で理想的な姿を見た思いで、私はすごく感動しました。

俺は今すごく充実している。介護することでどんどん活性化している自分を感じている。楽しくてたまらない。・・・自分を戒めていることの1番目は、洋子をおびえさせないこと。そして尊厳を失わせないことが大切だ。価値観を合わせる。目線を一緒にする。(「待ってくれ、洋子」主婦と生活社、2009より)

　長門裕之さんが南田洋子さんとのことを書いた本の中の言葉です。「介護が楽しい」なんて堂々と言う人がおるのかと驚いた。これが一番すごい。

　何か1つ新しい洋子の国ができて、その洋子の国の言葉があって、洋子はそこでしゃべっているのだ。だから、俺の方が洋子の国の言葉を勉強しなきゃいけない。一生懸命理解しなきゃいけない。今に俺は、その目の光や感情の動きやテンションから察して、洋子の国の言葉をすべて理解して完璧に伝達できるようにしたい。・・・僕は今、洋子の国の言葉を猛勉強している。・・・洋子と一緒に楽しく暮らすにはどうしたらいいか。それを考えることが本当に楽しい。治ることより、どう生きるかが大切なのだ。(出典：上記に同じ)

　自分が普段思っていることを、代わりにおっしゃっていただいた思いです。先ほどのアリソンの3つの条件に即して言うと、この方は妻を思う愛情が非常に豊かで、マイナス感情なんかありはしません。
　2番目の問題解決能力。最初は何であんたはこんなせりふが覚えられないんだ、あんたは大女優なんだと言って、彼女が認知症になりゆく過程ではやっぱり叱咤激励しています。けれどもその結果、彼女が怖い思いをしたということを知って、「尊厳を大事に、おびえさせちゃいけない、指摘しない、責めない」という対処を自分の中でとるようにされています。
　決定的なのはコミュニケーション。「洋子の国の言葉があって俺はそれを猛勉強しているんだ。今に見ていろ、全部わかってやってやるんだ」と、コミュニケーションを取ろうとしている。それは楽しいだろうし、3つの条件が揃って、この方は介護を通じて豊かになっていった方ではないかと

思います。私の一人勝手な解釈にすぎないかもしれませんが、お二人の関係は、私たちにとても示唆を与えてくれるものでありました。

### どんとこい認知症と言うために

心理教育と言うとおこがましいですが、これは私たちが長いこと臨床をやっているなかで、皆さん知っておいてくださいねと、ご家族そしてご本人に対して言うことです。

○もの忘れ（認知症）を認める－もの忘れ、認知症というのは誰もがなると、もっと私たちは普通の認識としなくてはいけません。決して恥ずかしい病

---

**認知症者と家族への心理教育**　認知症の人への関わりか

**もの忘れ（認知症）を認める**
誰でもなりうる病であることを認める

**孤独にしない**
感謝の言葉を言い、話しかけること
家族・仲間からはずさない

**指摘・励ましを減らす**
しからない
・・・しかし家族は立派な介護者にはなれないと割り切る

**役割を維持する**
仕事、会話、歌、踊りなどできること
をしてもらう

**賞賛する**

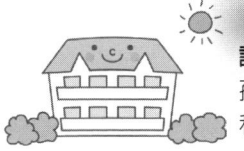

**認知症デイケアや介護保険サービスの利用**
孤独が癒され、"しかられない"人や場所を利用する

だとか、なってはならない病ではないんです。今のままでは、認知症は孤独にならざるを得ない。自分からは何もできなくても、時間を与えられて、ゆっくりゆっくり穏やかな感じだったらできるんです。

○孤独にしない－ご本人のペースに合わせればいくらでも話はできます。できるだけ私たちから話しかけることが大切です。「お父さんのおかげで私はここまで来られた」とか、「おやじがおったからわしは本当にここまで勉強もさせてもらった」とか、とにかく感謝の言葉をぽつりぽつりとでもいいですから、言うことが大切です。わしのことをまだ大事に思ってくれているんだなと思えることが大切なので、みんながちょこっと話をすればいい。家族、仲間からはずさないということが絶対大切です。

○指摘や励ましを減らす－どうしても指摘や励ましを私たちはしてしまいますが、これを減らすことは実に大きな意味があります。とにかく意識して減らすことです。もくもくし、ふむふむしている佐々木さんのような姿が理想でも、ほとんどのご家族にはそんなことは難しいことです。愛情があればあるほど言いたくなるのが夫婦だし、親子です。

もしご家族が認知症の人を追いつめることがあっても、あなたのせいですなんて絶対言わないことが大事です。むしろ認知症のマイナスイメージが生んだ被害者だと思っていますと。立派な介護者になれないからと、あまり自分を責めないでくださいねと言います。ただ、指摘ばかりしていたら結局追い込んでしまうことになるんだということをどこかで覚えておいてくださいねと。

そこのところがすんなりいくと、意外にその後うまくいったりすることがあるんです。少なくとも認知症が始まった当初や、BPSDの周辺症状、行動障害や精神症状が軽いうちは大いに通用します。それが結局介護者にとっても、実は介護負担を軽くすることなんです。実際そういう事例をたくさん私たちは経験しています。

「先生が言っていることはよくわかるけど、なかなか認められん」と言

う方もいますが、繰り返し繰り返し言っていると、さきほどの例のようにお母さんが家に帰ると言いだした途端に、ご主人が家内はどこへいったと言いだした途端に、そうかと深刻に受け止めて、変わっていかれます。

　〇役割を維持する／賞賛する－認知症の人は、まだまだ本当に役割はできるんです。残存能力を維持するということを北欧社会なんかは昔からうたい文句にしておりますが、日本のレベルはまだまだです。代わりにしてあげることはしても、ご本人の能力をどんどん生かすようなケア、医療を含めてまだまだ不十分です。

　本来の仕事はできなくても、まだできることはある。会話もできる。歌も踊りもできる。そういうことがちょっとでもできたら、拍手をもって讃えるということができたら言うことはありません。

　〇認知症デイケアや介護保険サービスの利用－実際にはご家族にそういうことはできません。地域社会も小さくなりました。ですから、介護保険、公的介護、社会的なサービス、介護保険ができたんですね。私どものような重度認知症患者デイケアもあります。そういうデイケアや介護サービスはなぜいいのかというと、まず認知症の人の孤独が癒されます。しかられない人や場所があるということです。スタッフはしかったり非難したりしません。行きたくないと言った人がとにかく来始めて、数回でうちにおるよりいいわと毎日迎えがくるのを待つようになるのは、

は、だいたいこういうところが理由であります。

## 認知症に備える

今日私がお話ししたことは、認知症になった後はもちろんですが、備えとしても有効なんですよ。

まだ認知症と言えない軽度認知障害（MCI）という状態がありますが、例えばご夫婦で私のところへ来られると、ご本人の性格を見て、性格的に強い方だなと思ったら「ご主人に頑張れ頑張れなんて言っていると、物を盗ったと言われるようになりますよ」と、あのからくりを説明しちゃうんです。じゃあしっかりしろばかり言っていたら大変なことになる可能性があるなとか、会話はちゃんとしておこうとか、そういうことを最初から知っておくということはとても大事なんです。

それからお友達とは「誰でもなるんだから、あなたが先か私が先か、どちらが認知症になっても一緒にお茶飲み続けようね」「私がぼけても呼んでね、あなたがぼけてもちゃんと来てもらうし」ということを前もって言っておく。ぼけてしまってからいくら呼ぼうとしてもなかなか来ませんから。ゲートボールでも何でもいいです。できなくなっても一緒に来て歩くとか、そういうことを前もってやっていくことがとても大事だと思います。

## おわりに

地域の人たちが変わるために、認知症のひとたちのことをもっとわかっていただきたいと、今日のようなお話をシリーズで８年続けております。３年か４年やって町づくりキャンペーンの厚生労働大臣奨励賞をいただきましたけど、地域のコミュニティーセンターや公民館に出かけていって、１回目が今日のようなお話、２回目が私どもがやっている重度認知症患者

デイケアの内実、3カ月目がまとめと予防のことも多少お話して1クールで、もう8年です。結論から言うと、地域の皆さまの反応は変わりません。どこの会場へ行っても、初めて聞きましたわとなるんです。そういう見方があるのかというレベルです。要するに医療も福祉も関わり方が変わらない。そういう意味では、認知症への偏見、マイナスイメージが非常に強いということです。

　認知症はどういう病なのか。アルツハイマーがどうとか、レビー小体がどうとか、これも必要な知識ですが、認知症になるとどういう事態が起きるか、認知症を病むとはどういうことか、これを知ることが大事です。認知症のひとたちが示す周辺症状はどうして起こるのか。そんな勝手に起こるわけじゃない。認知症を病んでどう生きたらいいのか。これを知り、これに備えることが大事です。

　あと10年もしますと私をふくめて団塊の世代が75歳、後期高齢者の中へ入ります。大きな大きな社会問題になります。私たちをちゃんと見てくれないと、私たちは相当なBPSDを起こすと思います。それじゃ困りますから、ぜひ今日お話しさせていただいたことを、皆さんぜひ持ち帰ってご家族で話していただきたいし、ケアの現場で生かしていただきたいと思います。

　社会が変わってほしい。これぞ重度認知症患者デイケアから得た私の知見であります。どうもご清聴ありがとうございました。

# シンポジウム 4.
## 重度認知症患者デイケアと介護保険サービスとの連携

今回4回目になるこの講座を始めたのは、家族の介護負担を重くするような厳しい精神症状のある認知症の方々を、重度認知症患者デイケアによって治していく。穏やかになっていただいて、1日でも長く家族との生活を継続してもらう。そのような目的の私どものデイケアが、国の政策改定で運営に非常に難しい条件が付けられてしまいました。その結果、絶滅危惧種的なサービスになってしまい、泣く泣くデイケアを閉じるという状況が起こっています。そのあたりの現状を訴えながら、わが国の認知症への対応をどうしていくかという提案をしたいと考えています。

こんなに続くと思っていなかったのですが、毎回続けてほしい、ぜひまた聞きたいといったようなご意見をいただいて、ついついわれわれもその気になって、今まで続けてまいりました。

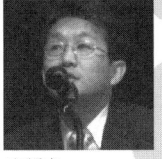

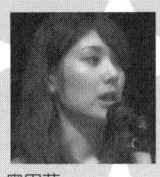

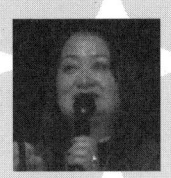

康哲虎　　奥田萌　　三原伊保子

## 4.1 重度認知症患者デイケアと介護保険サービスとの連携

# 認知症デイケアの役割

康　哲虎
京都府・北山通ソウクリニック
看護師

　京都市の左京区松ヶ崎にあります北山通ソウクリニックの重度認知症患者デイケアで看護師をしています。私たちの重度認知症患者デイケアには、現在16名の方が通ってこられており、そのうち11名の方が介護保険のサービスを使っています。いずれ近いうちに残り5名の方も介護保険のサービスを使うことになると思います。

## ●介護保険との併用

　介護保険のサービスの内容としては、ホームヘルパーさんに朝や夕方、30分とか1時間、家に来てお手伝いをしてもらっています。デイサービスに通われている方もいます。うちのデイケアは月曜日から金曜日までやっていて土曜日と日曜日が休みですので、月～金は重度認知症患者デイケア、土、日はデイサービスに通っているという方がいます。

　そうなると1週間7日全部行っていることになって疲れないのかという疑問をもたれるかもしれませんが、認知症を持つ方は休みの日は家で1日中探し物をしていたり、家族の人とけんかしたりでなかなか休めていません。デイケアやデイサービスでは専門的な介護を受けて、疲れが出ないように休憩を取りながら活動しているので、家にいるよりも1週間7日行っているほうが生活のリズムが定着していい場合もあります。

　ショートステイを利用されている方もあります。家族の都合で3泊4日とか、あるいは10日続けて泊まったりと、短期間ケア付きの宿泊ができるサービスです。

　それから介護老人保健施設を利用される方もありますし、特別養護老人

ホームに入所される方もあります。

## 特養は順番待ち

　今来られている方で3人の方が1人暮らしなんですが、そのうち2人の方が大正生まれでもうすぐ90歳です。認知症も深いですし、いつまで1人暮らしができるのか、果たして1年後に1人暮らしができるのかというと、すごく厳しい状況です。

　「ご家族と相談して早めに特別養護老人ホームの入所を申し込まれたほうがいいですよ」という話もさせていただいています。でもご家族はすごく悩んで躊躇するんですね。やはり住み慣れた家で最後まで過ごさせてあげたいと思っているので、入所の申し込みだけでもされませんかと言ってもなかなか決心がつかないんです。

　しかし、そんな悠長なことも言っていられない状況がありまして、特別養護老人ホームは日本全国に6,000ほどあって、順番待ちをしている人が42万人。すなわち特別養護老人ホーム1カ所当たり、平均して70人の方が順番待ちをしているということになります。これも平均値ですから、人気の高いところだと500人待ちというところがあるんです。500人待ちなんか順番が回ってくるのかなという感じですね。順番待ちの少ないところは入りやすくても、少ないところは行きたくないですよね。

　途中で気が変わったら取り消すこともできますの

で、ケアマネジャーさんと相談して、入所の申し込みを早めにしておかれるよう促しているところです。

## 介護保険サービス担当者会議と家族会

　介護保険のサービスの中で、サービス担当者会議というのがあります。これは、例えばメンバーさんの名前がタナカさんだとしますと、タナカさんが利用している、ヘルパーステーション、デイサービス、ショートステイのスタッフ、電動ベッドや車いすなどのリースをしていたらリース会社のスタッフ、ケアマネジャーさんももちろん来て、同じところに集まるんです。家族も参加して、認知症を持つご本人が参加される場合もあります。脳血管性認知症の方で、このサービス担当者会議に出て自分の気持ちを伝えた方もおられました。

　サービス担当者会議に出ると、ショートステイではこんなふうに過ごされていますよ、デイサービスではこんなですよと、それぞれのヘルパーさんから見たタナカさんの様子やケアの状況などの話が聞けるので、そこで「1人暮らしは難しいんじゃないですか」という話が出たり、1人暮らしではなくて家族と一緒に住んでいても「もう在宅介護が難しいんじゃないですか」という話になったら、入所を考えないといけません。ご家族としても1人に聞くよりも介護の専門家のいろいろな人の話が聞けるので、なかなか考えが整理しやすくなると思います。

　重度認知症患者デイケアに通うことによって介護保険サービスのいろいろな横のつながりが増えていくと、サービス担当者会議によっていろいろな人の意見を聞けるので、ご家族が自分1人だけで悩まずに済むようになります。

　それからほかに話し合いの場としては「家族会」というものがあります。うちの重度認知症患者デイケアを利用されている人の家族ばかりの集まり

です。私たちスタッフも出ますし、クリニックの院長も参加して、病気は今後こういうふうになっていくだろうとか、こういう症状が出たらこういうケアの方法がいいんじゃないかとか、薬の説明などの専門的な話もしますが、家族会のよさは、同じ立場の人の話が聞けるということです。お嫁さんだったらお嫁さん同士の話、娘さんだったら娘さん同士の話が聞ける。そうすると、やはり共感しやすいですしね。同じ立場の家族同士から話が聞けるというのは大きいと思います。

　重度認知症患者デイケアに来て、サービス担当者会議や家族会に出ていろいろな人の話が聞けたり、横のつながりができていろいろな人と関わりができるというのは、家族にとっても認知症の方にとっても今の時点ではとても理想に近い形だと思います。

　欲を言えば、高橋先生のお話のように古くからの友達が時々コーヒーでも飲みにいかないかと来てくれたり、地域の人や子どもたちが、おっちゃん一緒に釣りに行こうとか、そんなのがあったらいいんですけど、そこまでいかなくても今、重度認知症患者デイケアに来られている方はなかなか理想に近い形になっています。

　でも実は、そこにたどり着くまでが大変なんです。たどり着けないで、家の中で閉じこもりがちな生活を送っている方がたくさんいらっしゃるんです。「デイサービスを3カ所も4カ所も見学に行ったけど、そこには行けない、行く気はしない」と言って、家

> **サービス担当者会議の効用**
>
> 横のつながりができいろいろな意見が聞けることにより家族が1人で悩まずに済むようになる

の中に閉じこもっています。

　デイサービスの見学に行ける人はまだいいんです。家を出て見学に行くというのは大きな第一歩ですから。見学にすらも行けないで、外にも出ない。病院に行くのも拒んでいる。もうもの忘れが進んできているなとわかっているのにどこにも行けないという家族もあるんです。もちろん困っているのはご本人なんですけれども、そういう方に手を差し伸べるというのも重度認知症患者デイケアの大きな役割です。少し例を挙げて紹介したいと思います。

## ●重度認知症患者デイケア通所開始まで

### 認知症が進行して

　80代の女性で、アルツハイマー型認知症の方です。今はもう90歳を超えたんですけど、この方は初めは1人暮らしをされていました。もの忘れが目立ってきて、お刺身とおすしとサンドマメ（インゲンマメ）と、同じものばかり買うようになったんですね。

　これは、今日何を食べようかなというときにいろいろ考えが浮かばない、料理の献立が思い付かない。昨日のことはすっかり忘れているけどどこかに残っていて、それで同じものばかり選ぶんだと思います。支払いはいつもお札で、たぶん財布の中に小銭があっても、小銭の勘定が難しくなったんだと思います。もしかすると間違えるかもしれない、人前で間違えたくない、だから、無難にいつもお札で支払っていたのでしょう。

　それから、体の調子が悪いからと近くの病院に行って薬をもらってきても、家に帰ってくると、病院に行ったことも薬をもらったこともすっかり忘れてしまうので、手をつけていない薬がどんどんたまっていきました。認知症に詳しいお医者さんのところへ行けばよかったんですけど、そうではなかったので、認知症の治療や認知症のケアには全然近づいていなかっ

たんですね。

　このころ娘さんが心配して一緒に住むようになりましたが、治療もケアも受けないまま認知症はどんどん進行していきました。場所の見当識の障害が出てきて、外に出ると迷子になります。自分の家はこっちだったかな、あっちだったかなとわからなくなるんです。けれども認知症を持つ方は、困っていることをなかなか言葉にできないんですね。困っているから誰か助けてくださいと、これがなかなか言えないんです。だから不安が募るばかりだと思います。この方はすぐ家には帰れたんですけど、なかにはわからなくて１日中歩き続けたという方もたくさんいらっしゃいます。

　それからさらに認知症が進行して、人の見当識の障害も出てきました。娘さんと一緒に住んでいたんですけど、夜になると娘さんに対して他人行儀のあいさつをしたり、敬語で話をしていたそうです。これは夜ということなので、部屋の中が薄暗かったのかもしれませんし、眠たくて意識がぼんやりしていたのかもしれません。

　それにしても、一緒に住んでいる娘さんとしてはショックが大きいですよね。このまま家の中でじっとしていては認知症が悪くなるばかりと思い、デイサービスの利用を考えました。そしてお母さんと一緒に介護保険のデイサービスの見学に行ったんです。しかし４カ所行って、そのどこにもお母さんを通わせようと思わなかったし、お母さんも拒否的だった

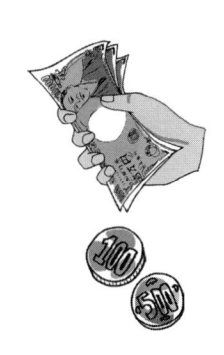

といいます。

## デイサービスに行きたくない理由

　1つ目は、デイサービスのスタッフが利用者であるお母さんにほとんど関わろうとしていなかったこと。

　2つ目は、その人その人に合った個別的なケアをしているようには見えなかったということ。

　同じアルツハイマー病の人でも10人いれば10人とも症状が違いますし、何ができて何ができないのか、どれぐらい手伝えばできるのか。そういうことを考えるのが認知症のケアだと思うんですけど、そういう個別的な関わりをしているようには見えなかったということです。

　それから3つ目は、認知症があるかないかにかかわらず、高齢者に対する接し方が納得いかなかったということ。

　詳しいことは聞いていませんが、おそらくは言葉遣いや態度がよくなかったんだと思います。ここで誤解のないように付け加えておきたいんですけど、介護保険のデイサービスでも、認知症のケアにすごく力を入れて頑張っているところもあります。でも、そうじゃないところも確かにあります。

　娘さんがもう一度ケアマネジャーさんに相談して紹介されたのが北山通ソウクリニックで、ここで認知症の専門的な治療を受け、クリニックが運営する重度認知症患者デイケアに月曜日から金曜日まで通われるようになりました。言葉で言えば簡単なんですけど、この方がもの忘れが出始めて、それから認知症の専門的な治療を受けるまで、実に5年かかっているんです。こういう話は結構あると思います。

　では、なぜ介護保険のデイサービスには行く気がしなかったのに、重度認知症患者デイケアには通えるようになったのか。それは一言で言えば専門性の違いなんですけど、専門性を意識したスタッフがどれぐらいいるか

ということです。

## 認知症の方が見学にくるということ

　デイケアの見学に来られる初日、見学者の方に対して心がけていることがたくさんあります。認知症を持つ方がデイケアの見学に来るということ、それは当たり前のことではありません。認知症を持つ方にとっては、これからどこに行くのかわからない。わからないから不安なんです。大きな不安を抱えながらデイケアの見学に来られる。見学に来るときはご家族と2人で来る場合もありますし、ご家族2人と3人で来る場合もありますよね。

　ここで気をつけないといけないのは、ご家族とばかり話をしてご本人を1人ぼっちにしてはいけないということです。ご家族の話は、例えば電話番号だけ聞いていれば、後で電話して聞くことができます。せっかくご本人が不安を抱えながら来てくれているんですから、ご本人にやはり説明します。

　認知症を持つ方は周囲の状況がなかなか把握できないので「ここはどこなのか」「自分はここに何をしにきたのか」「これから何をするのか、何かしなければいけないのか」と思っておられます。認知症を持っている方はしかられたり注意されたりすることが多いので、「自分はここにいていいのか、外に出て誰かに迷惑をかけていないだろうか」、そういう思いもあるんです。そう思うと、席を立ってもう帰りたいという気持ちになります。そこで帰ってし

> **デイケア見学では1日めの関わりが大事**
>
> 認知症の人は不安をかかえながら見学にくる

まうと、もうデイケアの見学、2回目、3回目があるかどうかわかりません。だから、最初に来たときが大事なんです。

### 見学での対応で大切なこと

　その方に説明します。「ここに集まってみんなで歌を歌ったり、体操したりして、絵の好きな人は絵を描いたり、字を書いたりして、元気でいられるようにみんな少しずつ頑張っているんですよ」。その方がヤスダさんだとしたら、「ヤスダさん、歌を歌うのは好きですか、散歩に行ったり、体を使って体操するのは好きですか、忙しいと思いますけどまた来てくださいね」。不安を抱えて来られていますから、この場所が安心できる場所だと思ってもらわないといけないですよね。この人なら安心できると、そういうふうに思ってもらわないと次につながりません。だから、1日目の関わりというのはすごく大事なんです。

　ご家族もやはりつらい思いをしているので、普段の生活状況や困っている事をいっぱい話をしたいんです。さっきも言いましたように後で電話で話を聞いてもいいんですけど、ご家族はそのときに話をしたいんですね。そういうときはスタッフが2人必要です。1人はご家族に付いてご家族の気持ちをしっかり受け止め、もう1人はご本人が不安にならないように付き添って、いろいろ話をしながら安心してもらいます。

そういうふうにして、次のデイケアへの通所につなげてきます。デイケアに来られても、慣れるまで1カ月かかったり半年かかったり人によってさまざまですが、慣れるまでは「ここがどこなのか」「みんなで今は何をしているのか」、スタッフがそばに付いて繰り返し説明し、安心してもらうように関わることが大切です。

## デイケアから週末デイサービス利用まで

この方がうちのデイケアに来て1年と10カ月たったころより、週末の土日、デイサービスに行けるようになりました。ショートステイも1カ月に1回、3泊4日とか4泊5日ぐらいで利用できるようになりました。

これはなぜかというと、生活のリズムができたんですね。『朝起きたら支度をして、デイケアの車に乗ってデイケアに行く。そこで過ごして、夕方の4時ぐらいに家に帰ってくる』。そういう生活習慣がすっかり身に付いたんですね。「自分は朝起きたら出かけるものだ」と。この方はデイケアに行くことを、自分はお教室に行くというふうにとらえていました。自分はお勤めに来ていると思っている方もいます。とらえ方は何でもいいんですが、とにかく自分は出かけるところがある。自分の家以外に自分の居場所がある。家以外にもなじみの場所があるというのは、これはすごく大きいことだと思います。

デイケアに通うようになっても、最初は不安と緊張があるので、家族以外からの介助を拒否されます。だんだんなじんでこられると、もう他人の介助を受けても安心だと思えるようになってくるんです。僕らは毎日接しているので他人という意識ではないのですが、認知症の方にとっても、家族ではないけど深いつながりができ、デイケアに来ても安心していられるようになります。

一番大事なのは帰るときに、ああ今日も1日楽しかったと思って帰って

もらうことなんです。デイケアの終わる時間になって「もうそろそろ帰る時間になりましたのでまた明日会いましょう」と言うと、みんな「えーっ」と言うんですよ。「早いわもうちょっとおりたいわ」と。そういうふうに言っていただくのは、すごくうれしいことです。

「週末デイサービスに行かない？」と家族に言われたときに、デイサービスが何なのかイメージができなくても、デイケアに来て楽しいという思いがあると、じゃあ行ってみようかと、そういう気持ちに変わってくるんだと思います。

ここまでこられると、サービス担当者会議などを開くことができ、いろいろな悩みを家族会でも話し合えるようになり、と先ほど申し上げたような理想的な形に近づいてくるということになりますが、まだまだたくさんいらっしゃる、全く外に行けずに家の中で閉じこもり家族とはどんどん険悪な関係になっていく、そういう方たちに手を差し伸べていくのも、重度認知症患者デイケアの役割ではないかと思っています。

# 4.2 重度認知症患者デイケアと介護保険サービスとの連携 | 生活保護者のデイケア

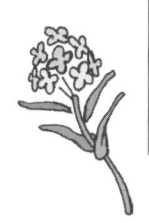

奥田　萌
神奈川県・汐田ヘルスクリニック菜の花デイケア
作業療法士

　汐田ヘルスクリニックの重度認知症患者デイケア「菜の花」でリハビリを専門に行っています。

　私どものデイケアの特徴ですが、3つありまして、まず1つ目に、医療保険のデイケアということ、これについては介護保険のデイサービスとの違いを、後にメリットなどと含めてあらためてご説明させていただきます。

　2つ目に、充実した専門職です。当デイケアに関わっている職種は、医師、看護師、作業療法士、臨床心理士、精神保健福祉士、介護福祉士、介護士の7種です。それぞれが専門の知識を持って、精神面、身体面の両方から的確に評価をし、支援につなげています。

　3つ目は、地域に根ざしたデイケアということ。当デイケアのあるクリニックは、横浜市鶴見区の海側に面した京浜工業地帯の近くにあります。地方から出稼ぎにやってきた労働者の方たちの中には、単身のまま年を取り、職を失ってお酒に頼ったりなどして、認知症になって生活が破綻してしまうという経過をたどるケースが少なくありません。そういった方たちのために、当デイケアは存在しています。

## 利用者の特徴

　利用者の特徴は全部で6つあります。1つ目は、単身の方が多く3割が単身生活者です。2つ目は、生活保護を受給していたり、年金のみの生活を送っているなど、低所得の方が多いことです。この単身と生活保護がセットになっている利用者の方は多く、適切な支援が特に必要な方々だと考

えています。菜の花では、単身の方の割合と同じぐらい、3〜4割の方が単身＋生活保護のセットになっています。

3つ目は、介護保険サービスを併用している方が多くいらっしゃることです。現在、菜の花に来ている登録者数は37名ですが、そのうち33名が介護保険サービスと併用してご利用されています。

4つ目は、精神疾患のうつ病や統合失調症、アルコール依存症などをお持ちの方が多くいらっしゃることです。こういった方々がデイサービスなど、介護保険のサービスに定期的に通うことはかなり難しく、専門的な知識がなければスタッフも適切な援助を行うのは難しいでしょう。

5つ目ですが、家族環境に問題を抱える方がいらっしゃいます。例えば、中心になって介護をされる方が同じ高齢の配偶者であったり、精神疾患をお持ちであったり、困難な状況で介護をされています。そういったご家族も一緒に支えることが、利用者様を支えることにもつながります。ちなみに、現在の横浜市鶴見区の65歳以上の高齢者の割合は18.6％となっていて、これは横浜市では最も高い数値となっています。さらに20年後には26.2％にまで増加するといわれています。そのため、今後も認知症の方や老老介護の割合なども増えていくと思われます。

6つ目は、若年性認知症の方がいらっしゃることです。地域での受け皿が少ないために、引きこもりになってしまったり、家族が介護しきれないために病気の早い段階から入院、入所されてしまうなど、最近になって支援の在り方が注目されています。そういった方たちが少しでも社会とのつながりを持ちながら生活ができるように、当クリニックでは若年性認知症専門のデイケアを立ち上げ、地域での支援に力を入れております。

## 医療保険デイケアのメリット

さて、ここで先ほどから何度か話に上がっている医療保険のデイケアに

ついて説明させていただきます。医療保険のメリットですが、当クリニックで掲げているものをご紹介します。

まず1つ目は、経済的な負担が軽いことです。医療保険のため、基本的には3割負担となります。しかし、生活保護だったり、身体障害者手帳などをお持ちの方は負担が0割となります。また、自立支援医療＊という制度もあり、原則3割負担ですが、所得に応じて負担額に制限が決められ、その金額のみを払えばあとは医師の指示により何日でも利用することが可能となります。

2つ目は、介護保険サービスと併用ができることです。介護保険では、介護度によって受けられるサービスが制限されてしまいますし、介護度が重ければ重いほど経済的な負担も重くなります。しかし、医療保険ならそういった経済的な問題やサービスの量に悩みを抱えていらっしゃる方の負担を軽減することができます。

3つ目は、医療的な処置が可能となることです。

＊自立支援医療
心身の障害を除去・軽減するための医療について、医療費の自己負担額を軽減する公費負担医療制度。(対象：精神通院医療、更生医療、育成医療)

---

**医療保険のデイケアのメリット**

①経済的負担が軽い
　1）医療保険3割
　2）生活保護者0割
　3）自立支援医療＊原則1割
②介護保険サービスと併用可能
③医療処置が可能
④専門的な治療・リハビリを提供

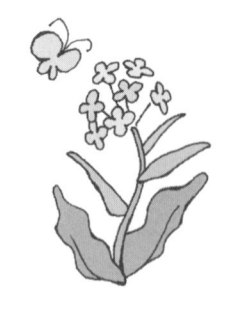

例えば、デイケア利用中に熱が出たり、けがをしてしまった場合、内科への受診や応急処置など、主に看護師が対応することができます。そのため仕事があるご家族などへの負担は軽く、また迅速な対応で大事に至ることを未然に防ぐこともできます。診察時には菜の花スタッフも同伴して、デイケアでの様子をお伝えすることで主治医との連携が取れ、適切な薬物調整などが迅速に行われます。

4つ目は、専門的な治療、リハビリテーションを提供できることです。認知症についての知識を熟知した上で治療やリハビリを提供するため、利用者様一人一人が得意な部分を伸ばし、不得意な部分は補い合い、日々の生活にも自信を持っていただくことができます。

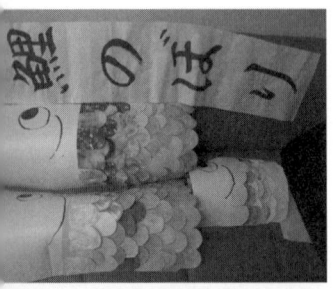

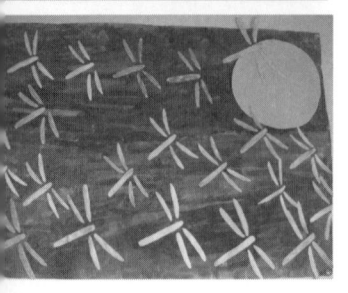

## 菜の花のリハビリ

菜の花で行っている代表的なプログラムが、創作活動です。端午の節句のこいのぼり（上）、秋の庭園をイメージした作品（下）など、題材は主に季節の花や植物、食べ物、行事など、利用者様がなじみのあるものを選んでいます。

それぞれ皆さんの能力に差がありますので、それぞれのできることをつなぎ合わせて1つの作品を作り上げます。作業を行う際の説明などはなるべく短く、的確な言葉を使ってわかりやすいように工夫しています。認知症という疾患に対する専門職ならで

はの支援を提供するように心がけています。

外出プログラムや散歩も行っています。デイケア中に外出ができるのも医療保険の特徴\*です。写真は、クリニックから車で数分の距離にある神社に初詣に行ったときのものです。もちろん転倒や、皆さんの体力など、リスクには十分配慮した上で安全に楽しく外出を行えるよう取り組んでいます。

このような外出は、一般社会とのつながりや季節感を肌で味わえるほか、精神的に開放され、感動したり、他者と接するきっかけを得ることができるため、情緒の安定にもつながります。また、体力や歩く機能の維持、向上に役立っています。

\*介護保険の施設での外出は認められていない

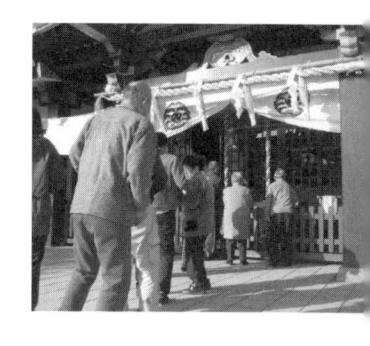

## 回想法

菜の花では認知症専門のリハビリとして回想法を行っています。回想法とは、昔の思い出をみんなで語り合うことで精神的な安定や生活の質の向上を図るというものです。

輪になって座り、テーマに沿って思い出を語り合います。席順やスタッフの配置などを考え、全員が話に参加できるよう工夫しています。それぞれの出身地や家庭の特色などから、お互いが知らなかった一面を知ることで人との関わりを持ち、仲間意識や自分が集団に参加できているという安心感を得ることができます。

また、スタッフにとっても利用者様一人一人をよ

り深く知ることができる機会となり、スタッフと利用者様との関係も深め、援助に生かすことができます。

## ●事例

現在菜の花に通っている利用者様を2名ご紹介したいと思います。

**事例1**　80代女性、アルツハイマー型認知症と重度の糖尿病。

要介護4で、仕事を持つ娘さんと2人暮らしです。血糖値の安定しない重度の糖尿病のため、インスリン注射や血糖値管理など、医療的な部分での援助が必要となってくる方です。また、足腰も弱っているので、トイレや入浴など、日常生活にも介助が必要です。

以前はデイサービスも利用していましたが、費用の問題と、医療の迅速な対応が可能なことから娘さんが安心できるということで、菜の花に一本化しました。自宅では、介護保険サービスでヘルパーさんを利用しています。この方は菜の花を利用して、もう7年と3カ月となります。

**事例2**　60代男性、アルコール性認知症、知的障害、てんかん、うつ。

要介護2、単身で生活保護を受給しています。菜の花に通う前は、飲酒問題やてんかんの発作をたびたび起こし、対人関係でのトラブルや転倒を繰り返し、大けがを負うこともありました。うつの症状も強く、表情は暗く、まるで浮浪者のような風貌で、「寂しいんだよ」と寂しさも訴えていました。食事の支度や入浴など、日常生活にも支障がある方でした。

菜の花に通うようになって、薬や生活環境の調整ができると、飲酒やてんかん発作はまったくなくなりました。うつ症状も落ち着き、毎日生き生きと生活されるようになりました。

菜の花開始6カ月目に介護保険を申請し、ケアマネジャーと契約しまし

た。その2カ月後には、ヘルパーと食事を作ったり、デイサービスを利用して入浴を行うようになったりと、日常生活も整いました。この方は、現在菜の花のムードメーカー的な存在となっております。

　この図はちょっと見づらいですが、臨床心理士が行う認知症の方を対象にした心理検査の一種で、丸時計が書けるかどうかで現在の病状を把握します。Bさんのデイケアの開始前の結果ですが、A4サイズの紙に小さくちょっと書いていました。文字盤も正確には書けず、10時10分を書くという指示に対して、このような表現をされています。これは、認知症やうつ症状に加えてアルコール問題や孤独な心理状況も絡んでいると考え、私たちはそれらの症状に適した治療や対応を一つ一つ行っていきました。

　菜の花を開始して半年後の結果は図の通り、A4いっぱいに正確に文字盤が書かれ、何の間違いもなく10時10分を示し、矢印の細かい形にまでこだわれるほど集中力や注意力も上がり、この結果は実際のリハビリ場面での作業能力にも反映されています。

　専門的な視点から一つ一つの症状を丁寧に整理し、この方の一番の問題点であった生活状況が改善されたことにより、認知症やうつの症状による混乱や孤独が軽減され、本来の能力が発揮されたものといえるでしょう。

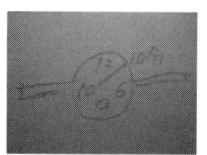

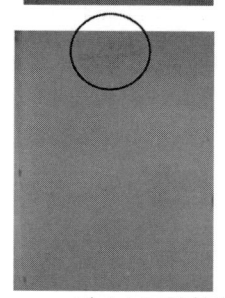

デイケア開始前

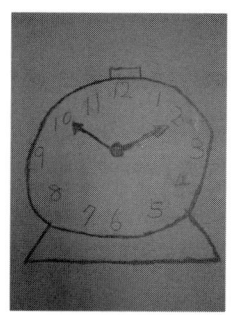

デイケア開始後

## ● おわりに

　医療保険デイケアの役割は多くありますが、その中でも「服薬、身体管理」「生活基盤の調整」「主治医との情報共有」、この3点は重要と考えます。これらを利用者の方の立場で考えマネジメントすることで、身体、精神面の症状を改善し、介護保険サービスへつなげることが可能となるのです。

　そして介護保険サービスへつながった後も、医療の視点から利用者の方の状態を常に把握してそれを介護保険施設と共有し、行政や他の医療機関、ケアマネジャー、家族と連携しながら、利用者様一人一人がその人らしく地域生活を続けていけるよう支援することだと考えています。

## 4.3 重度認知症患者デイケアと介護保険サービスとの連携

# あらためて重度認知症患者デイケアってなんだ

三原伊保子
福岡県・三原デイケア+クリニックりぼんりぼん
精神科医

「どんとこい！認知症」の講座の目的は、皆さん方に認知症という病気の情報を提供しながら一緒に認知症について考えていこうということですが、実はもう1つ目的がございまして、それは、私どものやっている医療保険のデイケア、重度認知症患者デイケアをぜひ皆さん方に知っていただきたいということです。

重度認知症患者デイケアというのはどういうものなのか、介護保険との相違などを説明しながら、お話をさせていただきます。

## 重度認知症患者デイケアとは？

**ポイント1** 重度認知症患者デイケアは医療保険

重度認知症患者デイケアというのは、そもそもが私どもがやっているのは医療保険の精神科の専門療法です。これがポイント1ですね。

**ポイント2** 周辺症状のある認知症患者のためのデイケア

ポイント2は、どういう方のためのデイケアかといいますと、認知症と診断された方ならだれでも通所できるデイケアというわけではありません。

本講座でも何度も説明がありましたが、認知症というのは、例えばアルツハイマー型認知症だとしたら、記憶障害、それから例えば時間とか場所とか人が不確かになる。そういうのを見当識障害といいますけど、そういう中心となる症状とは別に周辺症状というのがあります。これは人によって出たり出なかったり、あるいはご病気の時期によって出たり出なかっ

りするんですが、例えば幻覚や妄想とか、怒りっぽくなったり、あるいはたいへん有名になった徘徊とか、そのような周辺症状のある認知症の方が適応となるデイケアなのです。

## ● 重度認知症患者デイケアの歴史

　昭和58年9月、老人保健法により「老人デイケア」という制度ができまして、最初は精神科の医師が専任でいなくてはいけないということでしたが、なかなか老人デイケアの制度が広がらずに、だんだん他科の医師でもいいということになりました。

　昭和63年7月、今度は精神科医師が認知症の方のデイケアの専任になる「老人性痴呆疾患デイケア」というのができました。

　一般の「老人デイケア」と「老人性痴呆疾患デイケア」、この2つになったわけですが、平成12年に介護保険が始まると老人デイケア――いま一般にデイケアと言われているものです――が、介護保険の通所リハビリテーションになり、老人性痴呆疾患デイケアが重度認知症患者デイケアとなってこちらは医療保険のまま残りました。

　それでは、いったい重度認知症患者デイケアと介護保険の通所系のサービスと、どこがどう違うのと思われるかと思いますので、ちょっと簡単にポイントだけを並べてみました（表）。

## ● 重度認知症患者デイケアと介護保険の通所系のサービス、どこがどう違うの？

　介護保険の通所系サービスは、いわゆるデイサービスとかデイケアとか言われているもので、母体となる保険が介護保険です。一方、重度認知症患者デイケアは医療保険です。つまり皆さんが病院や診療所にかかられる、

## （表）重度認知症患者デイケアと介護保険による通所系サービスとの相違点

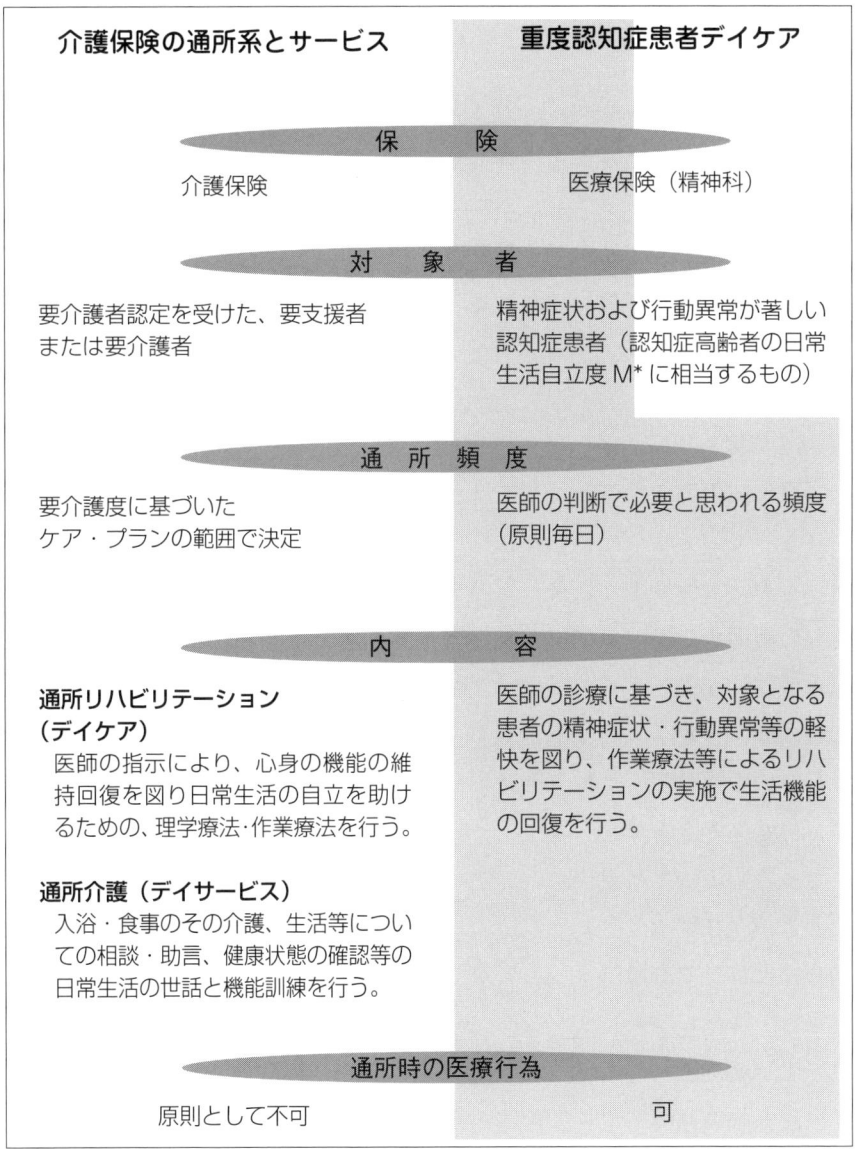

| 介護保険の通所系とサービス | 重度認知症患者デイケア |
|---|---|
| **保険** | |
| 介護保険 | 医療保険（精神科） |
| **対象者** | |
| 要介護者認定を受けた、要支援者または要介護者 | 精神症状および行動異常が著しい認知症患者（認知症高齢者の日常生活自立度 M* に相当するもの） |
| **通所頻度** | |
| 要介護度に基づいたケア・プランの範囲で決定 | 医師の判断で必要と思われる頻度（原則毎日） |
| **内容** | |
| 通所リハビリテーション（デイケア）<br>医師の指示により、心身の機能の維持回復を図り日常生活の自立を助けるための、理学療法・作業療法を行う。<br><br>通所介護（デイサービス）<br>入浴・食事のその介護、生活等についての相談・助言、健康状態の確認等の日常生活の世話と機能訓練を行う。 | 医師の診療に基づき、対象となる患者の精神症状・行動異常等の軽快を図り、作業療法等によるリハビリテーションの実施で生活機能の回復を行う。 |
| **通所時の医療行為** | |
| 原則として不可 | 可 |

\* 日常生活自立度 M：著しい精神症状や問題行動あるいは重篤な身体疾患が見られ、専門医療を必要とする。

そういうときの医療保険ですね。まずこれが大きな違いですが、そのほか具体的に説明してまいりましょう。

〈対　象〉
　介護保険のデイサービス・デイケアは要介護認定で要支援や、要介護1とか2とか3とかありますけれども、その認定を受けた方たちが使えるサービスです。
　重度認知症患者デイケアの場合は、さきほども言いましたように、精神症状とか行動異常が著しい認知症の方たちで精神科担当医が適応と認めた方が対象となります。

〈通所の頻度〉
　介護保険の通所系のサービスは、要介護度ごとの枠の中でいろいろ金額が決まっていますので、それに見合うヘルパーさんや通所系のサービスを組み合わせて使うようになっています。ケアマネジャーが、要介護度で許された範囲の中でのケアプランを作り、それを利用することになります。
　重度認知症患者デイケアでは、医師の判断で必要と思われる頻度を行うことができます。原則は毎日です。なぜかといいますと、毎日安定して変わらない生活のサイクルを維持することで認知症の進行を遅らせるという考え方があるからです。
　さっきちょっと歴史について述べましたけれども、そもそも最初にできたときの存在理由としてその辺のことがありましたので、必要と思われる場合には毎日でも通所することができるということです。

〈サービスの内容〉
　介護保険の通所系サービスは、一般に2つあります。通所リハビリテーション、一般にデイケアと言われているもの、これが先ほど申しました歴

史の中の老人デイケアの流れのものです。それと、皆さんがデイサービスと言われている通所介護です。

通所リハビリテーション（デイケア）の場合は、医師の指示により、心身の機能の維持回復を図り日常生活の自立を助けるための理学療法、作業療法等を行います。症状が安定した人ということが大前提です。

デイサービスの場合は、入浴、食事の提供とその介護、生活等についての相談、助言、健康状態の確認等の日常生活の世話と機能訓練を行うということになっています。

重度認知症患者デイケアは、医師の診療に基づき、対象となる患者の精神症状、行動異常等の軽快を図り、作業療法等によるリハビリテーションの実施で生活機能の回復を行うことを目的としています。

介護保険系サービスと重度認知症患者デイケアとの大きな違いは、通所しているときの医療行為が併用できるかどうかということですね。介護保険の通所系サービスの場合は、例えば同じ法人内の診療所や病院の中での診療でも、緊急のとき以外は通っている同じ日にはできないことになっています。

重度認知症患者デイケアの場合は、さっき2番目のお話にもちょっと出てきましたけれども、医師の診療を受ける必要性が出たとき、あるいはどうしても抗精神病薬が必要とかいうときに、お薬の調整等を行いながら通所していただけるということです。

## 重度認知症患者デイケアを利用したいときどうすればいいの？

重度認知症患者デイケアはあくまで治療の一環ですので、当該デイケアを行っている医療施設に受診して、利用したい旨ご相談ください。

## ●重度認知症患者デイケアと介護保険のデイケア・デイサービスの利用は併用できるのですか？

　重度認知症患者デイケアと介護保険の通所系サービスの併用ができるかどうかということにふれておきたいと思います。

　重度認知症患デイケアは通所介護（デイサービス）と併用はできるようになっています。実際、当院では休診日（日曜、祭日等）に当法人や別の施設のデイサービスを利用しておられる方もいらっしゃいます。

　ところが、重度認知症患者デイケアと通所リハビリテーション（いわゆるデイケア）との併用はできないことになっています。私も理由はよくわかりませんが、重度認知症患者デイケアと通所リハビリテーションがその歴史的背景から同じルーツを持つからなのかもしれません。ただし、地方自治体によっては、多少解釈が違う所があるようです。


## ●重度認知症患者デイケアの実際

　実際にだいたいの通所者の方たちは、介護保険の通所系サービスでは対応に苦慮している方、実際には通所を開始できなかった方がほとんどです。ただ、その場合でも、例えばヘルパーさん（訪問介護）だとか、あるいはショートステイ、そういうことの併用というのは必要になってくることがありますので、サービス担当者会議などの参加、あるいはお互いの情報提供ということで、対象者の方によりよい状態で生活していただくために連携を取っています。

　それから家族会をやったり、うちは研修会を3カ月に一度ぐらいやっていまして、いろいろなテーマで、ケアマネジャーさんとかヘルパーさんたち、特に私どもの通所者の方たちが利用されている介護事業所のスタッフ

と一緒にお勉強会を持っております。そのほか、地域では民生委員とか、地域の方たちとか、あとは生活保護を受けている方が結構北九州市は多いので、そういう方たちの場合には担当のケースワーカーの方たちともいろいろ連携をとって、重度認知症患者デイケアを行っています。

## 連携していくことがベスト

　介護保険の通所系サービスも医療保険の重度認知症患者デイケアも、通所者の方のQOL、生活の質を高めるという点では共通しています。その目的のために必要な連携は欠かせません。

　平成12年に介護保険法ができる前と比べて、介護保険はやはり一定の役割は果たしてきたと思います。私は認知症の方たちを拝見するようになって20数年ぐらいになりますが、介護保険ができる前はとても大変だったんですね。お身内の手を借りるとかと言ってもなかなか借りにくかったり、独居の方の支援の仕方が難しかったりします。介護保険はいろいろ不備な点も言われますけれども、一定の役割を果たしていると思います。

　しかしながら、認知症の高齢者への対策はいろいろ改善はされてきたものの、まだまだ介護保険だけでは不十分な状態です。特に精神症状とか行動異常を伴う方たちの場合、精神科の治療を受けながら在宅支援のできる重度認知症患者デイケアの役割というのは大切なのではと考えております。

# discussion 4  あくまでも認知症の人の『地域で生きる』を支えるために

## ソーシャルワークがなくなった！

**宋**：特別養護老人ホームの施設長がこういうことを言われたんです。介護保険制度が始まってソーシャルワークができなくなったと。ここで言うソーシャルワークというのは、どうその人の地域生活を支えるか、あるいは必要な人にどうやってサービスを届けるかということなんですが。

この部分を、以前は福祉事務所のケースワーカーや地域の保健所の保健師さんたちが担っていて、複雑な問題を抱えるケースへの対応がなされたんだけど、制度が始まると保健所は地域の介護保険事業所を紹介するだけになってしまった。ケアマネジャーというのはサービス全体の管理や点数管理のようなことはできても、ソーシャルワーク的な視点がなかなか持てないことが多く、またそういう経験も乏しいわけです。

重度認知症患者デイケアには精神保健福祉士がいます。精神保健福祉士というのは、非常にソーシャルワークの訓練を受けています。だから先ほどの症例で行われたのは、精神科による周辺症状の治療であると同時に、精神保健福祉士が関わって本人が支援できる体制をつくったということですね。

最後のアルコール依存症のケースの方、私には彼の変化が手に取るようにわかる気がします。いろいろ抱えている問題が複雑過ぎて周囲も右往左往していたのが、重度認知症患者デイケアに来たことによって、そこを居場所として、彼本来の優しさやユーモアをどんどん取り戻していって、今おそらく明るい表情で、周りのメンバーさんやスタッフも幸せにしていると思います。

このようなケースに、もしそこに重度認知症患者デイケアがなかったら、孤独死、放置死であったと思うんです。

介護保険サービスとの連携というときに、そこにそれがなければ欠落するものは何であるのか、あらためて提起したいと思います。

**高橋**：介護保険で地域密着型と言いますけど、そこで言う地域とは本当にご本人にとって住み慣れたところでの地域を指しているのか。私は実は介護保険のサービスにも参画して、小規模多機能型とグループホームをやっているんですけど、非常にやりきれなさ、矛盾を感じています。つまり、来ていただいているわけで

すからその人の住んでいる本当の地域とは違うんです。例えば25人の方がいたとして、その中のほんの1人か2人しか地元の方はいません。みんな生活圏から、少しどころかずいぶん離れたところから来ておられるわけです。

保健師さんたちがケースワークがちゃんとできていたというのは、お宅に行って、その方の医療的な内容、健康面はもちろん、何が必要だということを、みんな知っていたということです。

ケアマネジャーというのは、このサービスあのサービスと、サービスの提供者になってしまっているという意見が非常に多いんです。何をご本人が苦しんでいて、そのご本人が地域で生きていくためにはどんなふうにしたらいいかを考え、それを徹底的にその方の生活する地域の資源と結び付けて考えるケアマネジャーさんというのは、私の近くには本当に数えるだけしかいません。

その点、重度認知症患者デイケアは、地域のなかにあります。私たちにはケースワーカーがいて、保健師さんが昔やったことを、とまではさすがに言いにくいかもしれませんが、しかしそれをやろうとしています。

## ピック病患者はどこへいけばいい？

**会場C**：私は国分寺市で平成8年から認知症の家族会をやって15年目になります。私も当事者なんですけれども、ドラマや新聞報道で見るよりも、現実の介護者はもうすさまじい状況のなかにいるということを、毎月たたきのめされるくらいお互いに話し合って感じております。

重度認知症患者デイケアの歴史、介護保険のデイケアとの比較を三原先生がお話ししてくださったので、すとんと落ちたんですけど、東京にそれがもうほとんどゼロではないかということで、すごくむなしく思いました。

うちはピック病（前頭側頭型認知症）のご主人を介護している奥様がすごく多いんですが、家庭崩壊どころじゃなく奥様自身も崩壊寸前です。なぜかというと、介護保険のデイサービス、デイケアに通っても、そこの施設から拒絶されちゃうんです。うちの施設ではお断りですとはっきり言われます。たとえ老健に入ることができたとしも、そこでももうほかを探してくださいと言われてしまいます。うちのピック病の会員さん、みんなそうなんです。今後重度認知症患者デイケア、全国的な展開とか、何か希望はあるんでしょうか。

**三原**：私どもがなぜこういうふうに市民講座を行うようになったかというと、きっかけはこの制度がなくなろうとしたことです。介護保険ができて、似たようなものだからなくなっても大丈夫な

んじゃないかと。「私たちはこのデイケアが必要だと、患者さんのご家族にパブリックコメントを書いていただいたりしたりしてどうにか存続ができている状況です。けれども、地域差がとてもあるんですね。今、地域にあるようなデイサービスやデイケアほどたくさんなくていいと思いますが、地域ごとに一定の数は必要だと思います。

　ピック病の患者さんというのは、やはり介護保険の通所系の中ではかなり大変です。しかもご家族にとっても心身の負担が大きい病気です。これだけを取っても私どものデイケアはもっとたくさんの数が必要です。

## せん妄は精神科にしかわからない

**会場D**：重度認知症患者デイケアと介護サービスを併用されている方がかなり多いというふうに伺ったんですけれども、そういう方の重度認知症患者デイケアにいる姿と介護保険のデイケアにいる姿を比べて、特に見た目に違いがないんじゃないかと思うんですが。

**康**：重度認知症患者デイケアで他人の介助を受けることに抵抗がなくなって、デイサービスに行けたというケースは結構あります。そういう方を1回デイサービスに見にいったことがあるんです。だいたいは同じだと思うんですけど、やっぱ

りちょっとしょんぼりしているかなと。

　全員で折り紙を折りましょうと、結構難しい折り紙を折っていたんです。介護スタッフが指導して回っている感じだったんですけど、うちでもし折り紙をするんだったら、折り紙を折るのが難しいなと思ったら切る役をやってもらうとか、貼る役をやってもらうとか、何かできることを探してやってもらいます。同じ折り紙でも皆それぞれやっていることが違って、スタッフもそれぞれ隣に座って一緒にやるといった光景になります。

　デイサービスとは、同じことをしていても、どのように進めているかというのが全然違います。

**会場D**：微妙に見れば実は違うというお話と思うんですが、私が危惧するのは、併用できているんだったら介護保険でいいじゃないかというふうなものの見方をされてしまうことです。

**高橋**：例えば歌を歌った、折り紙を折った、これだけとらえて、どこが違うのと言われたとき、それをどのような流れの中でどうやっているかということを、きちんと押さえて情報発信していくことが必要だと思っています。やっぱり医療ですから、その日その日の動きの健康度もみんな見ています。皆さんあまりわからないかもしれませんが、認知症の方はいろいろな事情で意識障害やせん妄が起きます。何だろう、認知症が悪くなったか

なぐらいに思っても、それが意識障害だせん妄だというのはわれわれ精神科だからわかるんです。そういうところをきちんと押さえた上で見ていただかないと、瞬間だけ見たら、何だ同じような感じだなというふうになってしまう危険性はあると思います。

## 生活習慣病と認知症

**会場F**：この前テレビで高血圧と糖尿病が認知症への近道というのをやっていて、そうすると逆に高血圧や糖尿病にならない生活をやっていれば認知症から遠ざかれるんだと思いますが、その辺のところはいかがでしょう。

**高橋**：アルツハイマーというのは、もともと原因がわからない異常タンパクが蓄積するというような病気なんだけれども、今から10年ぐらい前に、ヨーロッパで大々規模の高血圧の薬の調査があったんです。高血圧の薬ですから、5年間で血管性の認知症が減るであろうということは最初想像していました。ところが5年たった結果を見たら、意外にアルツハイマーの発症がうんと減っていたんです。それからその関連のことがどんどん報告されるようになって、糖尿病、高血圧、高脂血症、あらゆる調査から、生活習慣病が悪ければアルツハイマーも発病しやすいというデータができたんです。

異常タンパクの蓄積とは別に、補助的な原因として生活習慣病が悪化しないようにしていた方がいいんだという学説が固まってきたということです。

**星野**：ついでにその番組で薬の話がありましたけど、ちょっとお話ししていただけますか。

## 根本治療薬って本当にできるんですか

**高橋**：治験で、第2相試験までは優秀だったけど3相に入ると言っていましたね。それができたらもう何かアルツハイマーが治るというような感じでしたけど、治験を繰り返していって3回目にはだいたい効果がないといって、あれ、何だったのという感じでつぶれてしまうのが多いんです。私が知っている限りそんなに有望な認知症の根本治療薬が近々出てくるなんていう話はありません。

**三原**：確かに数年前から今にも出そうという話はあって、私も自分のところの患者さんに、もう3年ぐらい頑張ったら本当に根治療法が使えるようになるからと言い続けていました。それで、開発なさっている研究所の方の講演がたまたまあったので、私は今大うそつきになっておりますと言ったら、その方がじゃあ電話をかけて私が謝りますからという冗談みたいな話がありました。

本当に私どもも患者さんたちと、ある

いはご家族たちと同じ気持ちで、一刻も早く根治療法が出てくるように心から願っていますけど、残念ながら今のところ、高橋先生が言われたように、そうそう一朝一夕に来年再来年出てくるというものではないというのが、残念ながら現状です。

## 入院する認知症患者

**高橋**：皆さんはご存じないかもしれませんが、認知症の方は平成11年から平成17年のわずか6年の間にものすごくたくさん入院しているんです。

必ずしも入院がいけないとは言いません。大事なご家族が困って入院せざるを得ない場合もありますけど、増えているということのいきさつは、結局認知症で周辺症状を持った方たちを在宅で支えきれていないということです。在宅で支えきれていないのは、介護保険の通所サービスを含めてそういうところも支えていないが、私たち医療の側、精神科医療そのものの外来でも支えきれていないということです。

重度認知症患者デイケアというのがそれなりに普及していったら、ご本人はもちろんご家族の方ももっと癒せる方向性は僕はあるだろうと思っているんです。

## 重度認知症患者デイケアの窓口は？

**会場G**：介護保険サービスは今、株式会社や社会福祉法人などでやっていて、窓口がだいぶ広がってきて全国での知名度も上がってきていると思うんですけど、重度認知症患者デイケアはそもそもどういうふうに使っていっていいかわからないという部分で、窓口の違いがだいぶ出てきていると思うんです。その辺はどういうふうにお考えでしょうか。

**三原**：たしかに重度認知症患者デイケアは精神科の医療機関がやるものですので、現在縮小方向ということもあって窓口を広げたり知名度をあげるということはなかなか難しい現状ではあるのですが・・・。

**奥田**：さきほどの症例の方は生活保護を受けているので区役所とのつながりがあって、そちらとの関係でうちにつながりました。ですので、区役所が窓口となる場合もあります。

あとは、いろいろな患者さんをケアマネジャーさんが受け持っているのですが、医療保険の施設はなかなかケアマネジャーさんに知られていません。そこを改善するため、うちのクリニックではケアマネジャーさん向けの勉強会を行っています。そうすることで、ケアマネジャーさんが窓口となるケースも今後は増えると思います。

平川：重度認知症患者デイケアについては、ある部分についてはきわめて効果的であって、しかもそのことによって相当の数がつくられていることは間違いないわけですから、私ども精神科の診療所協会としてもここの部分をこれまでなかなか表に向かって発信してこなかったので、今後はより発信するとともに、介護保険関係のケアマネジャーやさまざまな方にも伝えていくことによって、狭い間口を広げていければと思います。

## おわりに～どんとこい認知症といえる未来のために

伊丹　昭（汐入メンタルクリニック　理事長）：認知症に関しては、あくまで進行を抑える、認知症の生活の質をなるべく落とさないで維持するということが現在できていることで、根本治療というのは現実にはまだ無理な話だと思います。対症薬についても、アルツハイマー以外のものはなかなかないというのが現状です。

　一方でケアという面では、認知症でいろいろなことができなくなって、周りから叱責されて自信をなくし、家族もだんだん疲弊していくという悪循環に陥りやすく、そこから患者家族を救うのがデイケアの役割といえます。

　とくになかなか介護保険のデイケアには結び付けられない、レビー小体や前頭側頭型の認知症、あるいはアルコール依存が合併しているといった介護の大変な方たちに少しでも質のいい生活を送っていただくには、重度認知症患者デイケアは不可欠な存在です。こういう方たちが、外からみて、介護保険のデイケアでやっているのと変わりないじゃないかと思われるくらい良い状態を保てているのは、精神医療に裏打ちされた高度にして緻密なケアが提供された結果であるのだろうと思います。

　重度認知症患者デイケアが、これから増えていく認知症患者の生活の質を維持するためのアドバイザー、そして強力なサポーターとなり、認知症になっても地域で幸せに過ごせる、それこそどんとこい認知症と言える明るい未来が来ることを期待して、閉会のあいさつとさせていただきます。

## 重度認知症患者デイケア付設医療機関一覧

◎は日本精神神経科診療所協会会員　《　》内はデイケア名

（注意：以下は2011年10月22日現在創造出版が確認することができ、なおかつ掲載許可をいただくことができた医療機関であり、すべてを網羅するものではありません。詳しくは各自治体保健所等にお問い合わせ下さい。また、一覧にない重度認知症患者デイケア付設の医療機関をご存じの方はぜひ情報をお寄せください。✉ sozo9@gol.com）

| 都道府県 | 医療機関名 | 郵便番号 | 住所 | 電話番号 |
|---|---|---|---|---|
| 北海道 | 札幌トロイカ病院 | 003-0869 | 札幌市白石区川下 577-8 | 011-873-1221 |
| 北海道 | さっぽろ香雪病院《ゆめ》 | 004-0839 | 札幌市清田区真栄 319 | 011-884-6878 |
| 北海道 | 札幌佐藤病院 | 007-0862 | 札幌市東区伏古二条 4-10-15 | 011-781-5511 |
| 北海道 | 羊蹄グリーン病院 | 044-0132 | 虻田郡京極町字更進 780-2 | 0136-41-2111 |
| 北海道 | 道央佐藤病院 | 059-1265 | 苫小牧市樽前 234 | 0144-67-0236 |
| 北海道 | メンタルケアわかくさ | 053-0021 | 苫小牧市若草町 5-1-5 | 0144-34-2969 |
| 北海道 | 旭川圭泉会病院 | 078-8208 | 旭川市東旭川町下兵村 252 | 0166-36-1559 |
| 北海道 | 大江病院 | 080-2470 | 帯広市西二十条南 2-5-3 | 0155-33-6332 |
| 青森 | みちのく記念病院 | 031-0802 | 八戸市小中野 1-4-22 | 0178-24-1000 |
| 宮城 | ◎いずみの杜診療所 | 981-3111 | 仙台市泉区松森字下町 8-1 | 022-772-9801 |
| 宮城 | エバーグリーン病院 | 981-3217 | 仙台市泉区実沢字立田屋敷 17-1 | 022-378-3838 |
| 秋田 | 今村病院 | 010-0146 | 秋田市下新城中野字琵琶沼 124-1 | 018-873-3011 |
| 山形 | 山形さくら町病院 | 990-0045 | 山形市桜町 2-75 | 023-631-2315 |
| 山形 | 若宮病院《はつらつデイケア》 | 990-2451 | 山形市吉原 2-15-3 | 023-643-8222 |
| 山形 | 秋野病院 | 994-0012 | 天童市大字久野本 362-1 | 023-653-5725 |
| 山形 | トータルヘルスクリニック | 999-2221 | 南陽市椚塚 1180-5 | 0238-40-3406 |
| 山形 | 上山病院 | 999-3103 | 上山市金谷字下河原 1370 | 023-672-2551 |
| 山形 | 尾花沢病院 | 999-4222 | 尾花沢市大字朧気 695 番地の 3 | 0237-23-3637 |
| 福島 | あさかホスピタル | 963-0198 | 郡山市安積町笹川字経担 45 | 024-945-1701 |
| 茨城 | 栗田病院 | 311-0117 | 那珂市豊喰 505 | 029-298-0175 |
| 茨城 | 日立梅ヶ丘病院 | 316-0012 | 日立市大久保町 2409-3 | 0294-34-2103 |
| 茨城 | 永井ひたちの森病院 | 319-1413 | 日立市小木津町 966 | 0294-44-8800 |
| 埼玉 | ◎湯澤医院《みると》 | 331-0061 | さいたま市西区西遊馬 1260-1 | 048-624-3974 |
| 埼玉 | ◎大宮すずのきクリニック | 331-0814 | さいたま市北区東大成町 2-251 | 048-661-7885 |
| 埼玉 | かわぐち今村クリニック | 332-0016 | 川口市幸町 1-5-17 川口みちのくビル | 048-241-5630 |
| 埼玉 | ◎すずのきクリニック | 338-0837 | さいたま市桜区田島 7-17-21 | 048-845-5566 |
| 埼玉 | 八潮病院 | 340-0802 | 八潮市鶴ヶ曽根 1089 | 048-996-3034 |
| 埼玉 | 北辰病院 | 343-0851 | 越谷市七左町 4-358 | 048-985-3333 |
| 埼玉 | ◎クリニックしょうわ | 344-0122 | 春日部市下柳 1088 | 048-796-3033 |
| 埼玉 | 蓮田よつば病院《わかば》 | 349-0114 | 蓮田市馬込 2163 | 048-765-7777 |
| 埼玉 | みさと協立病院 | 341-0016 | 三郷市田中新田 273-1 | 048-959-1811 |
| 千葉 | 袖ヶ浦さつき台病院 | 299-0246 | 袖ヶ浦市長浦駅前 5-21 | 0438-62-1113 |
| 東京 | ◎成仁医院 | 120-0002 | 足立区中川 4-29-12 | 03-3605-4990 |
| 東京 | 関原クリニック | 123-0852 | 足立区関原 3-1-11 | 03-5681-5381 |

HP 上で情報公開されている医療機関も多数ありますので、インターネットもご活用ください。

重度認知症患者デイケア付設医療機関一覧

| 都道府県 | 医療機関名 | 郵便番号 | 住所 | 電話番号 |
| --- | --- | --- | --- | --- |
| 神奈川 | 東横恵愛病院 | 216-0003 | 川崎市宮前区有馬 4-17-23 | 044-877-5522 |
| 神奈川 ◎ | 汐田ヘルスクリニック | 230-0047 | 横浜市鶴見区下野谷町 4-163 | 045-504-1156 |
| 新潟 | 三島病院 | 940-2302 | 長岡市藤川 1713-8 | 0258-42-2311 |
| 富山 | 魚津緑ヶ丘病院 | 937-0807 | 魚津市大光寺 287 | 0765-22-1567 |
| 石川 | 青和病院 | 920-0205 | 金沢市大浦町ホ 22-1 | 076-238-3636 |
| 石川 | 松原病院 | 920-8654 | 金沢市石引 4-3-5 | 076-231-4138 |
| 福井 | けんとくクリニック | 910-0021 | 福井市乾徳 4-3-5 | 0776-29-7676 |
| 福井 | たけとう病院 | 911-0014 | 勝山市野向町聖丸 10-21-1 | 0779-88-6464 |
| 福井 | 敦賀温泉病院 | 914-0024 | 敦賀市吉河 41-1-5 | 0770-23-8210 |
| 長野 | 栗田病院 | 380-0921 | 長野市栗田 695 | 026-226-1311 |
| 長野 | 東和田病院 | 381-0038 | 長野市東和田 723 | 026-243-4895 |
| 長野 | 千曲荘病院 | 386-8584 | 上田市中央東 4-61 | 0268-22-6611 |
| 長野 | 諏訪湖畔病院 | 394-8515 | 岡谷市長地小萩 1-11-30 | 0266-27-5500 |
| 長野 | 飯田病院 | 395-8505 | 飯田市大通 1-15 | 0265-22-5150 |
| 岐阜 | 大垣病院 | 503-0022 | 大垣市中野町 1-307 | 0584-78-3758 |
| 静岡 | 遠江病院 | 434-0012 | 浜松市浜北区中瀬 3832-1 | 053-588-1880 |
| 愛知 | 仁大病院 | 470-0361 | 豊田市猿投町入道 3-5 | 0565-45-0110 |
| 愛知 | 大府病院 | 470-2101 | 知多郡東浦町大字森岡字上源吾 1 | 0562-83-3161 |
| 滋賀 | 琵琶湖病院 | 520-0113 | 大津市坂本 1-8-5 | 077-578-2023 |
| 滋賀 | 湖南病院 | 520-2433 | 野洲市八夫 2077 | 077-589-5155 |
| 滋賀 ◎ | 南草津けやきクリニック | 525-0050 | 草津市南草津 1-1-8 レガーロ南草津 2 階 | 077-565-7708 |
| 京都 ◎ | 北山通ソウクリニック | 606-0957 | 京都市左京区松ヶ崎小脇町 8-2 | 075-706-8500 |
| 大阪 | 分野病院《楓》 | 534-0024 | 大阪市都島区東野田町 5-3-33 | 06-6351-0002 |
| 大阪 | ほくとクリニック病院 | 551-0001 | 大阪市大正区三軒家西 1-18-7 | 06-6554-1399 |
| 大阪 | さわ病院 | 561-0803 | 豊中市城山町 1-9-1 | 06-6865-1211 |
| 大阪 ◎ | 星のクリニック | 569-0023 | 高槻市松川町 25-5 | 072-662-8121 |
| 大阪 | 阪本病院《ふきのとう》 | 577-0811 | 東大阪市西上小阪 7-17 | 06-6721-0344 |
| 大阪 | 山本病院 | 581-0025 | 八尾市天王寺屋 6-59 | 072-949-5181 |
| 兵庫 | アネックス湊川ホスピタル | 651-1102 | 神戸市北区山田町下谷上字中一里山 14-1 | 078-743-0122 |
| 兵庫 | 南淡路病院 | 656-0516 | 南あわじ市賀集福井 560 | 0799-53-1553 |
| 兵庫 | 仁明会病院 | 662-0001 | 西宮市甲山町 53-20 | 0798-71-3001 |
| 兵庫 | 姫路北病院 | 679-2203 | 神崎郡福崎町南田原 1134-2 | 0790-22-0770 |
| 奈良 | 吉田病院 | 631-0818 | 奈良市西大寺赤田町 1-7-1 | 0742-45-4601 |
| 鳥取 | 渡辺病院 | 680-0011 | 鳥取市東町 3-307 | 0857-24-1151 |
| 鳥取 | 西伯病院 | 683-0323 | 西伯郡南部町倭 397 | 0859-66-2211 |
| 鳥取 | 養和病院 | 683-0841 | 米子市上後藤 3-5-1 | 0859-29-5351 |
| 島根 | 八雲病院 | 690-0033 | 松江市大庭町 1460-3 | 0852-23-3456 |
| 島根 ◎ | エスポアール出雲クリニック | 693-0051 | 出雲市小山町 361-2 | 0853-21-9779 |
| 島根 | 西川病院 | 697-0052 | 浜田市港町 293-2 | 0855-22-2390 |
| 島根 | 松ヶ丘病院 | 698-0041 | 益田市高津 4-24-10 | 0856-22-8711 |
| 岡山 ◎ | 日笠クリニック | 700-0032 | 岡山市北区昭和町 14-27 | 086-255-5567 |
| 岡山 | 岡山ひだまりの里病院 | 702-8012 | 岡山市南区北浦 822-2 | 086-267-2011 |
| 岡山 ◎ | 山本クリニック | 703-8255 | 岡山市中区東川原 227-1 | 086-271-7500 |
| 岡山 | 林道倫精神科神経科病院 | 703-8520 | 岡山市中区浜 472 | 086-272-8811 |

| 都道府県 | 医療機関名 | 郵便番号 | 住所 | 電話番号 |
| --- | --- | --- | --- | --- |
| 岡山 | ◎ 河口医院 | 706-0011 | 玉野市宇野 5-1-1 | 0863-32-5144 |
| 岡山 | きのこエスポアール病院 | 714-0071 | 笠岡市東大戸 2908 | 0865-63-0727 |
| 岡山 | 丸川医院 | 716-0111 | 高梁市成羽町下原 1004-1 | 0866-42-2315 |
| 広島 | 下永病院 | 720-0542 | 福山市金江町藁江 590-1 | 0849-35-8811 |
| 広島 | 三原病院 | 723-0003 | 三原市中之町 6-31-1 | 0848-63-8877 |
| 広島 | ◎ メディカルカウンセリングルーム 本田クリニック | 729-0141 | 尾道市高須町 4754-5 | 0848-56-1855 |
| 広島 | 横山内科クリニック（よつばケアセンター） | 730-0806 | 広島市中区西十日市町 1-6 | 082-295-8363 |
| 広島 | 千代田病院 | 731-1535 | 山県郡北広島町今田 3860 | 0826-72-6511 |
| 広島 | ナカムラ病院 | 731-5142 | 広島市佐伯区坪井 3-818-1 | 082-923-8333 |
| 広島 | ほうゆう病院 | 737-0001 | 呉市阿賀北 1-14-15 | 0823-72-2111 |
| 広島 | ふたば病院 | 737-0143 | 呉市広白石 4-7-22 | 0823-70-0555 |
| 広島 | ◎ あまのクリニック | 738-0033 | 廿日市市串戸 5-1-37 | 0829-31-5151 |
| 広島 | 宗近病院 | 739-0024 | 東広島市西条町御薗宇 703 | 082-423-2726 |
| 広島 | 下山記念クリニック | 739-0041 | 東広島市西条町寺家 7430 | 082-424-8803 |
| 広島 | 瀬野川病院 | 739-0323 | 広島市安芸区中野東 4-11-13 | 082-892-1055 |
| 広島 | ◎ いでした内科神経内科クリニック | 739-1734 | 広島市安佐北区口田 3-31-11 | 082-845-0211 |
| 山口 | いしい記念病院 | 741-8585 | 岩国市多田 3-102-1 | 0827-41-0114 |
| 山口 | 仁保病院 | 753-0303 | 山口市仁保下郷 1915-1 | 083-941-5555 |
| 山口 | 福永病院 | 759-4402 | 長門市日置中 2490 | 0837-37-3911 |
| 徳島 | 桜木病院 | 779-3620 | 美馬市脇町木ノ内 3763 | 0883-52-2583 |
| 香川 | いわき病院 | 761-1402 | 高松市香南町由佐 113-1 | 087-879-3533 |
| 香川 | 赤沢病院 | 762-0024 | 坂出市府中町 325 | 0877-48-3200 |
| 香川 | 三豊市立西香川病院 | 767-0003 | 三豊市高瀬町比地中 2986-3 | 0875-72-5121 |
| 愛媛 | Dr. 盛次診療所 | 791-3120 | 伊予郡松前町筒井 1540 | 089-961-6262 |
| 愛媛 | ◎ 心療内科　兵頭クリニック | 791-3164 | 伊予郡松前町中川原 456 | 089-985-3311 |
| 愛媛 | 松山記念病院 | 791-8022 | 松山市美沢 1-10-38 | 089-925-3211 |
| 愛媛 | 財団新居浜病院 | 792-0828 | 新居浜市松原町 13-47 | 0897-43-6151 |
| 愛媛 | 十全第二病院 | 792-0844 | 新居浜市角野新田町 1-1-28 | 0897-41-2222 |
| 高知 | 高知鏡川病院 | 780-8037 | 高知市城山町 270 | 088-833-4328 |
| 高知 | 細木ユニティ病院 | 780-8535 | 高知市西町 100 | 088-822-7211 |
| 高知 | 海辺の杜ホスピタル | 781-0270 | 高知市長浜 251 | 088-841-2288 |
| 福岡 | 新門司病院 | 800-0102 | 北九州市門司区大字猿喰 615 | 093-481-1368 |
| 福岡 | 門司松ヶ江病院 | 800-0112 | 北九州市門司区大字畑 355 | 093-481-1281 |
| 福岡 | ◎ かん養生クリニック | 800-0256 | 北九州市小倉南区湯川新町 3-7-1 | 093-931-1101 |
| 福岡 | ◎ 三原デイケア＋クリニックりぼん・りぼん | 802-0016 | 北九州市小倉北区宇佐町 1-9-30 | 093-513-2565 |
| 福岡 | 小倉蒲生病院 | 802-0978 | 北九州市小倉南区蒲生 5-5-1 | 093-961-3238 |
| 福岡 | 八幡大蔵病院 | 805-0045 | 北九州市八幡東区河内 2-4-11 | 093-651-2507 |
| 福岡 | 八幡厚生病院 | 807-0846 | 北九州市八幡西区里中 3-12-12 | 093-691-3344 |
| 福岡 | 雁の巣病院 | 811-0206 | 福岡市東区雁の巣 1-26-1 | 092-606-2861 |
| 福岡 | 中村病院 | 811-1346 | 福岡市南区老司 3-33-1 | 092-565-5331 |
| 福岡 | 水戸病院 | 811-2243 | 糟屋郡志免町志免東 4-1-1 | 092-935-0073 |
| 福岡 | 福岡聖恵病院 | 811-3105 | 古賀市鹿部 482 | 092-942-6181 |

重度認知症患者デイケア付設医療機関一覧

| 都道府県 | 医療機関名 | 郵便番号 | 住所 | 電話番号 |
|---|---|---|---|---|
| 福岡 | 遠賀中間医師会おかがき病院 | 811-4204 | 遠賀郡岡垣町大字手野 145 | 093-282-0181 |
| 福岡 | 堤病院 | 811-4224 | 遠賀郡岡垣町鍋田 2-1-1 | 093-282-1234 |
| 福岡 | ◎ 藤川メディケアクリニック | 812-0008 | 福岡市博多区東光2丁目 22-25 | 092-432-6166 |
| 福岡 | 筑紫野病院 | 818-0012 | 筑紫野市大字天山 37 | 092-926-2292 |
| 福岡 | 牧病院 | 818-0066 | 筑紫野市大字永岡 976-1 | 092-922-2853 |
| 福岡 | 倉光病院 | 819-0037 | 福岡市西区大字飯盛 664-1 | 092-811-1821 |
| 福岡 | 高山病院 | 822-0007 | 直方市大字下境 3910-50 | 0949-22-3661 |
| 福岡 | 見立病院 | 826-0041 | 田川市大字弓削田 3237 | 0947-44-0924 |
| 福岡 | 筑水会病院 | 834-0006 | 八女市吉田 1191 | 0943-23-5131 |
| 福岡 | 田主丸中央病院 | 839-1213 | 久留米市田主丸町益生田 892 | 0943-72-2460 |
| 福岡 | 奥村病院 | 839-1321 | うきは市吉井町 216-2 | 0943-75-3165 |
| 佐賀 | 中多久病院 | 846-0003 | 多久市北多久町大字多久原 2512-24 | 0952-75-4141 |
| 佐賀 | 清友病院 | 849-0901 | 佐賀市久保泉町川久保 5457 | 0952-98-3355 |
| 長崎 | 出口病院《ゆうば》 | 851-1134 | 長崎市柿泊町 2250 | 095-844-5293 |
| 長崎 | 真珠園療養所《いけどき》 | 851-3423 | 西海市西彼町八木原郷 3453-1 | 0959-28-0038 |
| 熊本 | 日隈病院《ゆりのき》 | 860-0832 | 熊本市萩原町 9-52 | 096-334-8333 |
| 熊本 | 山鹿回生病院 | 861-0533 | 山鹿市古閑 1500-1 | 0968-44-2211 |
| 熊本 | 菊池有働病院 | 861-1304 | 菊池市深川 433 | 0968-25-3146 |
| 熊本 | 益城病院 | 861-2233 | 上益城郡益城町惣領 1530 | 096-286-3611 |
| 熊本 | 希望ヶ丘病院 | 861-3131 | 上益城郡御船町大字豊秋 1540 | 096-282-1045 |
| 熊本 | 城南病院 | 861-4214 | 熊本市城南町舞原無番地 | 0964-28-2555 |
| 熊本 | くまもと心療病院 | 869-0416 | 宇土市松山町 1901 | 0964-22-1081 |
| 大分 | 渕野病院 | 070-0307 | 大分市坂ノ市中央 5-1-21 | 097-592-2181 |
| 大分 | 博愛病院 | 870-0868 | 大分市大字野田 1111 | 097-586-0888 |
| 大分 | 向井病院 | 874-0831 | 別府市大字南立石 241-15 | 0977-23-0241 |
| 宮崎 | ◎ 細見クリニック | 880-0001 | 宮崎市橘通西 1-5-3 | 0985-35-1100 |
| 宮崎 | ◎ 野田クリニック | 882-0052 | 延岡市萩町 52 | 0982-35-7789 |
| 宮崎 | 協和病院 | 883-0021 | 日向市大字財光寺 1194-3 | 0982-54-2806 |
| 宮崎 | 内村病院 | 886-0002 | 小林市水流迫 852-1 | 0984-23-2575 |
| 宮崎 | 県南病院 | 888-0001 | 串間市大字西方 3728 | 0987-72-0224 |
| 宮崎 | 吉田病院 | 889-0511 | 延岡市松原町 4-8850 | 0982-37-0126 |
| 鹿児島 | 宮之城病院 | 895-1804 | 薩摩郡さつま町船木 34 | 0996-53-0180 |
| 鹿児島 | 大口病院 | 895-2507 | 伊佐市大口大田 68 | 0995-22-0336 |
| 沖縄 | 天久台病院 | 900-0005 | 那覇市天久 1123 | 098-868-2101 |
| 沖縄 | 南山病院 | 901-0313 | 糸満市字賀数 406-1 | 098-994-3660 |
| 沖縄 | 嬉野が丘サマリア人病院 | 901-1105 | 島尻郡南風原町字新川 460 | 098-889-1328 |
| 沖縄 | 北中城若松病院 | 901-2395 | 中頭郡北中城村大字大城 311 | 098-935-2277 |
| 沖縄 | 小禄みなみ診療所 | 901-0147 | 那覇市宮城 1-1-37 | 098-857-3949 |
| 沖縄 | 松城クリニック | 902-0062 | 那覇市松川 3-23-37 | 098-836-3553 |
| 沖縄 | 新垣病院 | 904-0012 | 沖縄市安慶田 4-10-3 | 098-933-2756 |
| 沖縄 | 沖縄中央病院 | 904-2143 | 沖縄市知花 5-26-1 | 098-938-3188 |
| 沖縄 | いずみ病院 | 904-2205 | うるま市字栄野比 1150 | 098-972-7788 |
| 沖縄 | ノーブルメディカルセンター | 905-0206 | 国頭郡本部町字石川 972 | 0980-51-7007 |

# さくいん

## 認知症という病気について

4大認知症　159
アミロイド　71-73, 145
軽度認知障害（MCI）　68-70
若年（発症）性認知症　176-179, 182, 183, 228
認知症
　〜に関する情報　19
　〜の経過不良　160-162
　〜の種類　7, 8, 137-138
　〜の相談先　18, 19
　〜の定義　15
　〜の人の数　4-5
　〜を患うということ　111
認知症の種類
　アルツハイマー型認知症　7, 8, 138, 149, 160
　アルツハイマー型認知症の経過と症状　11, 12, 197
　前頭側頭型認知症（ピック病）　50, 247, 243, 244
　脳血管性認知症　7, 8, 59, 149, 218
　レビー小体型認知症　7, 8, 62, 138, 149, 160, 247

## 認知症の診断について

MRI　64-66
SPECT　64-66
かかりつけ医　6-7
鑑別診断　58, 138

クロックドローテスト（時計描画）　4, 63, 233
早期発見／早期治療　10, 13-14, 135, 136
認知症のさまざまなテスト　61-63
長谷川式テスト　61
もの忘れ外来　7, 8, 9, 156, 157, 160
臨床認知症基準（CDR）　160, 161

## 認知症の中心となる症状について

記憶障害　14, 15, 17, 64, 69, 101, 136, 235
中核症状　8, 14, 15, 24, 96, 127, 158, 190, 193

## 認知症で起こるさまざまな症状について

意欲の低下　70, 138, 144-145
　意欲の指標　144
嚥下障害　140
家事関連　50, 98, 102, 147
　買い物　9, 11, 60, 80, 99, 136
　食事　16, 38, 60, 79, 81, 92, 93
　炊事　60
　洗濯　44, 60
　掃除　60
　料理　136
幻覚　14, 101, 140, 149, 181, 236
見当識障害　11, 68, 70, 160, 161, 168
失行・失認・失語　139
嫉妬妄想　197, 200, 202-204

252

さくいん

周辺症状　　　14-18, 24, 25, 95- 96, 149,
　　193, 196, 197
　　～は介護者の鏡　　162
　　～のからくり　　193
　　～はなぜ起こるか　　16
人物誤認妄想　　200, 202-203
睡眠障害　　11, 15
せん妄　　14, 38, 52, 163, 180, 181, 244-245
認知症と身体の症状　　139
徘徊　　14-16, 103, 151, 160, 163, 197, 236
暴力　　113, 118, 197, 200, 204
もの盗られ妄想　　15, 90-96, 101, 108, 197
　　～をいだきやすい人　　94

## 非薬物療法・リハビリについて

回想法　　68, 102, 103, 148, 167, 231
サイコドラマ　　86-89, 123-124, 126
作業療法　　41-49, 50, 98, 101, 237, 239
散歩　　39, 48, 102, 231
主役体験　　113, 124
認知症短期集中リハビリテーション
　　150, 151, 165-172, 182
　　～の効果　　150-151
バリデーションセラピー　　68
非薬物療法　　67, 159, 166
リアリティオリエンテーション　　67-68, 86
リハビリテーション　　149, 159

## 治療薬、その他の薬について

アミロイドワクチン　　72-73
アリセプト　　13, 67, 70, 71, 72, 113, 130, 143, 145, 147, 153, 158, 159, 160, 161, 177
　　～の効果　　159, 160
　　～の副作用　　67, 153, 159-160
　　～を増やすタイミング　　153
アルツハイマー根本治療薬　　71, 72, 145, 146
　　～の現実　　145, 245
　　～の理念　　71
イクセロン　　13, 72
漢方薬　　149, 153, 175
現在使用できる認知症治療薬　　13
抗うつ薬　　158
コリンエステラーゼ阻害剤　　67, 143
精神科治療薬への偏見　　163-164
認知症治療薬　　12, 13, 67-68, 143-145
　　～の効果　　12, 13, 144-145, 149, 159- 162
薬（全般）の副作用　　16, 163-164, 180
精神科薬　　163, 164
　　～の適切な使い方のポイント　　164
メマリー　　13, 72
モデファイイング薬　　72
リバスタッチ　　13, 72
レミニール　　13, 72

## 認知症の関連疾患（症状）について

アルコール依存症　　228, 232
うつ（病）／抑うつ　　14, 58, 138, 158-159, 145, 147-149, 178, 180, 228
もの忘れの（認知症以外の）原因　　55, 58, 138
合併症　　25, 39, 51, 174-175, 180, 232
高血圧　　52, 140, 141, 174, 245
甲状腺機能低下症　　8
腎不全　　174-175
生活習慣病　　140, 142, 245
脱水　　16, 17, 38, 52
脳硬塞　　36, 48, 66, 140, 158, 165
パーキンソン　　52, 138, 140

253

廃用症状　　126
ビンスワンガー病　　140
慢性硬膜下血腫　　8, 158, 159

## 脳の働きと認知症について

海馬　　64-66
手続き記憶　　45, 101
認知症の脳　　44-46, 64-66, 137-138

## 家　族

家族は第2の患者　　162
家族会　　32, 50, 76, 103, 177, 218, 219, 226, 240, 243
家族関係　　158, 228
家族機能　　205
家族支援（～を支える）　　24, 25, 53, 103, 176, 178, 224
家族状況　　161

## 介護関連知識

介護マーク　　76
家族介護者の知恵　　78-81
　うがい　　80
　落ちつかない　　78
　買い物　　80
　食事　　79
　弄便　　79
季節感　　152, 231
環境の調整　　17, 18
環境づくり　　43
抗利尿ホルモン　　77
トイレ（動作）　　100, 151, 178

トイレ誘導のこつ　　76, 77
なじみの関係　　40, 48, 93, 98, 99, 101, 112
尿意対策　　75
腹臥位療法　　151
見守り　　12, 13
もの忘れ対策　　74
料理　　74

## 認知症関連施設

グループホーム　　6, 25, 30, 32, 127, 150
重度認知症患者デイケア　　104
　～とは　　89, 90, 97, 235-239
　～の介護保険サービスとの併用について　　240
　～の介護保険のデイケアとの違い　　236-237
　～の見学　　223-225
　～のスタッフ　　89, 227
　～の対象　　238
　～の窓口　　236, 246
　～の歴史　　236
週末デイサービス　　225, 226
ショートステイ　　31, 34, 119, 216, 240
地域包括支援センター　　18
通所リハビリテーション（デイケア）　　23, 104, 108, 236, 237, 238, 239, 240
デイケアとデイサービスの違い　　104-105
デイサービス　　68, 89, 104, 105, 113, 118, 178, 179, 216, 218, 219, 220, 225, 223
特別養護老人ホーム　　25, 216, 217
認知症短期集中リハビリテーション　　150, 151, 165-172, 182
徘徊高齢者SOSネットワーク　　103

さくいん

## 行政・制度・保険

医療保険　22-24
　〜のデイケア　104, 227-229, 235
介護と医療の壁　179
介護保険　22-24, 104, 229
　〜制度の施行　165, 174
　〜のデイケア　104, 108, 240, 243, 244, 247
介護保険サービス担当者会議　218, 219, 226, 240
介護マーク　76
ケアプラン　25, 97, 98, 100, 238
高齢者講習　4
サービス担当者会議　240
自立支援医療　229
診療報酬　22, 23, 126
生活保護　227, 229, 241
成年後見制度　103
ソーシャルワーク　242
要介護認定　4, 5, 25, 26, 38, 104, 165, 171, 238

## 認知症の予防

運動の効用　147
食品添加物　143
睡眠　141, 163
認知症
　〜の促進因子　140-143
　〜の防御因子　140-143
　〜の予防　140-143
脳トレ　146
脳を活性化する　146
ポリフェノール　142
もの忘れの予防　147

## その他

小澤勲　38, 89, 92, 94, 95
小山のおうち　22, 35, 50, 86, 111, 112, 113
単身（者）　33-35, 38, 51, 227, 228, 232

## 職種

介護福祉士　97, 227
ケアマネジャー　113, 218, 222, 232, 238, 243
言語聴覚士　166
作業療法士　41, 50, 97, 166, 172, 227
心理士　89, 227, 233
精神科医　26, 130, 172, 236, 238
精神保健福祉士　39, 51, 89, 227, 242
ホームヘルパー　216, 233, 240
保健師　242-243

255

## どんとこい！認知症
### 重度認知症患者デイケアの挑戦

日本精神神経科診療所協会認知症等高齢化対策委員会 ［編］

2011年11月1日第1版第1刷発行

発行者　山田禎一
発行所　社会福祉法人新樹会創造出版
〒151-0053　東京都渋谷区代々木1-37-4 長谷川ビル2F
電話 03-3299-7335／FAX 03-3299-7330
印刷　モリモト印刷

カバーデザイン　宗野美恵

乱丁・落丁本はお取り替えいたします。